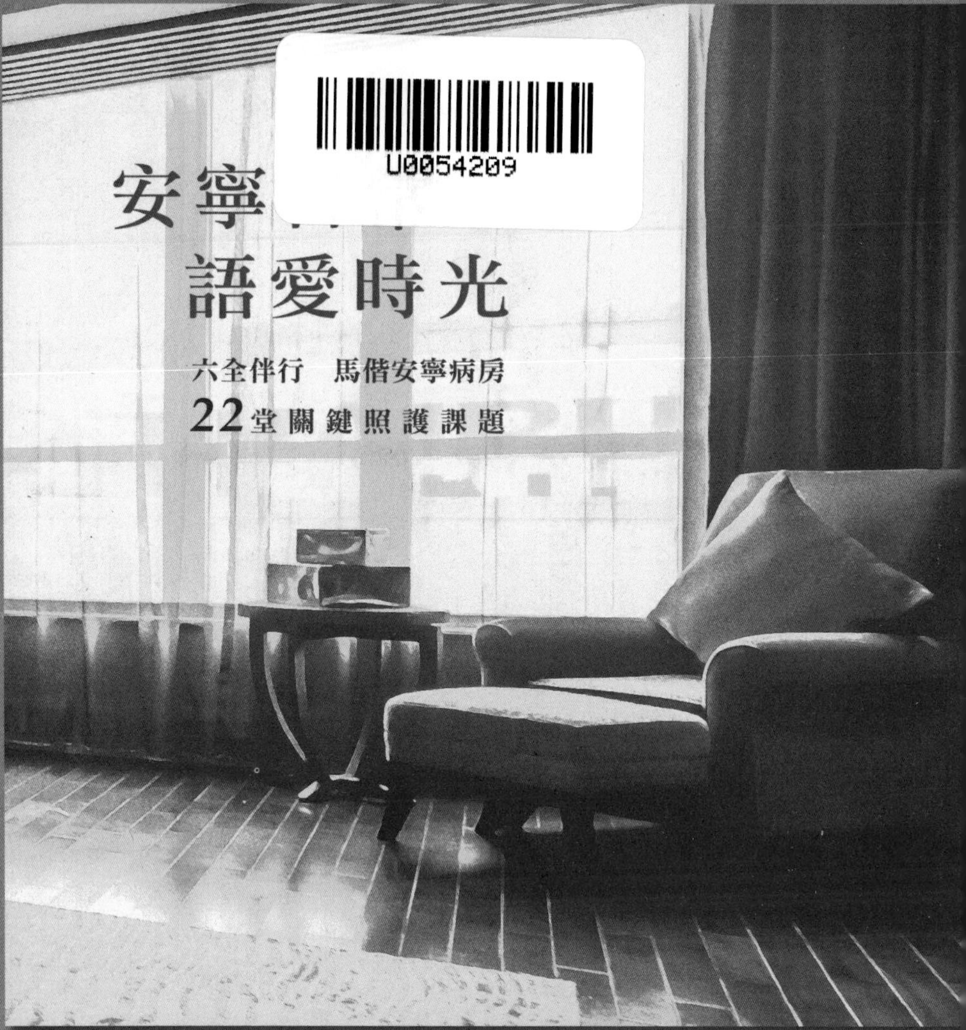

安寧
語愛時光

六全伴行　馬偕安寧病房

22堂關鍵照護課題

總策劃　台灣基督長老教會馬偕醫療財團法人馬偕紀念醫院
總審訂　方俊凱 醫師

一開口，眼角的淚就守不住了！

每個治療與照顧，都是獨一無二的「**幽谷伴行**」，
共同目標，都是**往回家的路前進**！

Contents 目錄

PART 2

醫

用愛陪伴，走完最後一哩路

Contents 目錄

PART 3 社心靈

好好活著，好好說再見

附錄

馬偕30

推薦序一

領航安寧　六全伴行

這是一本非常特別的書，從標題來看，以為是寫安寧病房的小故事，但看完了第一篇後感受到很大的震撼，工作團隊把用心照顧病人的經驗，以細膩的筆觸記錄，再導入專業的處理方式呈現，這是一本為「安寧六全照顧」所寫的書。

這是一本「全人照顧」的書，把身、心、社會、靈性的照顧，自然而有系統的呈現在陪伴與照護的過程。

這是一本「全家照顧」的書，夫妻的互動、兒童的愛護、祖孫的不捨、團隊成員作為無人照顧者的家人……，讓末期病人完成四道人生的離開。

這是一本「全隊照顧」的書，書中分為護、醫、社心靈三大部分，分別由各專業人員撰寫，看似獨立的章節，卻是環環相扣，圍繞著以病人及家屬為中心的全人照顧理念。

這是一本「全程照顧」的書，從病患接受治療、臨終照護、病人逝去後家屬的悲傷陪伴，到家屬走出悲傷……，這是一種生命的連結與延續。

這是一本「全社區照顧」的書，從醫院一般病房、安寧病房、居家及機構，不單只是照護場域的轉換，同時也是專業照護的延續，團隊成員從直接照護，加入了指導與支持的角色，讓病人與照顧者更能放心生活在自己熟悉、獨立自主的空間。尊重病人對照護場域的選擇，正是照護團隊努力的目標。

這就是一本「全心照顧」的書，以病人及照顧者為中心，讓他們能安心而不擔心，書中處處看到團隊的用心。這就是安寧照護的核心價值。

我從事安寧工作二十多年，閱讀本書的個案時，不斷觸發起過去照顧過的病人與家屬的影像，每一位病人的生命故事，都是我們的學習經驗，記得當年一位安寧工作夥伴，當他碩士畢業那天，大家陪著他到海邊，把臨終病人照顧的碩士論文，燒給曾經以生命教導我們的老師。作為一位醫師，我有幸能在病人的生命中扮演了小小的角色，曾有人問我，大部分照顧的病人最後都離開，一點成就感都沒有，但當你看到病人症狀與生活品質的改變，照顧者的壓力慢慢的紓解，這一切一切……你會覺得努力都很值得。

我常常提醒新參與的團隊成員與實習的醫護學生，每一個病人與家屬，不管在身心靈層面都有進步的空間，我們必須把可改變的空間找出。當你看完本書，相信更能有把握發現這空間，進而幫助病人與家屬提升他們的生命品質。

衛生福利部國民健康署署長

王英偉

推薦序二

伴君千里 終須一別

一九八八年十二月二十六日，我在《民生報》發表了一篇文章，罹患胰臟癌的七十三歲老先生和七十一歲的太太，有一段長久關懷彼此體諒，而希望我對他們的另一半互相隱瞞病情的故事。那篇文章，後來以「伴君千里、終須一別」為題，收錄在我出版的《問深觀切》一書中。

那個故事是發生在安寧療護開始前的兩年，雖然老先生還是善終了，老太太也接受了，但是身為醫師，總是覺得還可以多給病人和家屬一些什麼。一九九〇年三月十三日，馬偕紀念醫院在淡水院區成立了全台灣第一個安寧病房，雖然不是如童話般，從此病人與家屬就可以接受完美的治療與服務，但是卻讓末期病人與他們的家屬，得到更多身體、心理、社會與靈性都能平安的機會。

從馬偕紀念醫院有安寧療護以來，歷代的馬偕院長都對安寧療護不遺餘力地給予支持。二〇〇九年，我開始擔任副院長，成為安寧療護教育示範中心的直轄副院長，以至於擔任院長後，對於安寧療護教育示範中心，都是給予最大的鼓勵和支持。由於人力、空間的要求都比其他醫療單位的標準更為嚴格，安寧療護幾乎是不可能收支平衡的，但是馬偕安寧療護卻擁有全亞洲安寧療護單位最高規格的資源，以及全台灣醫學中心中唯一獨棟的安寧療護單位，這一切都是因為安寧療護符合馬偕的使命：以耶穌基督愛人如己、關懷弱勢之精神，提供民眾身、心、靈全人之醫治，以達成醫療傳道之宗旨。

醫療不是硬梆梆的科學，也不是只有以實證堆積出來的標準作業流程，特別是面對死亡時，我們更應該換個立場思考：搭一座橋，跨越深淵。我們需要更多捨得、更多放下、更多寬容、更多相信、更多盼望。我們的安寧療護團隊，以二十二篇文章闡述「安寧日常、語愛時光」，正是用靈性超越的角度，不是以冷冰冰的治療指引來照顧病人與家屬，而是像食衣住行的日常活動一般地提供全人、全程、全家、全隊、全社區與全心的六全服務，讓一個又一個感人的故事流芳於人間。送君千里，終須一別，雖有傷感，卻仍溫暖。

生命的意義與價值，每個人都是不同的，且不論人生是多麼風光或如何無奈，最終總會離開這個世界。生老病死都是人生常態，而安寧療護也是我們的日常，在這個日常之中，愛將永不止息。

馬偕紀念醫院第十九任院長

施壽全

推薦序三

生命真實美好的相遇，因愛而動聽

由馬偕紀念醫院安寧醫護團隊所寫的這本書，讀來令人感動。團隊的成員包括醫師、護理師、心理師、社工師、靈性關懷師等等，記錄下他們照顧過的家庭的故事，也記錄下這個令人敬佩的團隊的心情。這些實際的案例，讓我們閱讀之後，對於安寧療護有了真實的感動。

馬偕醫院是台灣安寧療護的創始者，在將近三十年前，台灣的醫學還只著重在延長存活期，顧不了生命品質的階段，馬偕醫院便率先成立了安寧病房，肩負起臨床照護與教學推廣的使命，讓台灣的末期病人不必再受苦於無效醫療的折磨，兼顧了末期生命的品質與尊嚴，讓家屬們不再處於矛盾與不捨的煎熬中。醫護人員也開始學會對生命的照護，而不是只著重於維持生命徵象。社會大眾在安寧照護團隊的努力下，有機會思考末期生命的醫療選擇，以及心理社會靈性照顧的重要性。

尤其本書除了寫出案例，也書寫了醫療團隊的心情、感想與成長，我想這是所有從事醫療照顧的專業人員，最有共鳴與羨慕的。很多的第一線醫療人員，在照顧到逐漸走向生命末期的病人時，一定有一番衝突，「我還能為他們做些什麼？」面對病人與家屬身心、靈性的痛苦，那種無力感是如此強烈。

本書醫療團隊所記錄的心聲，給了大家最好的答案。末期病人就是需要我們「六全」的照顧：全人、全家、全程、全隊、全社區、全心。「六全」在馬偕的安寧團隊絕對不是口號，我有幸在一個月前到馬偕安寧病房見習，以我親身所見，這本書只寫出了他們優秀工作的一小部分而已。即便如此，本書的內容一定會讓讀者對於安寧照顧與生命的意義有更深的體會。

台灣心理腫瘤醫學學會理事長
和信治癌中心院身心科主治醫師
莊永毓

推薦序四

六全安寧　善終與善別

我對安寧療護的啟蒙，是聽趙可式老師在課堂上，像說故事般解釋末期病人臨終的症狀、護理困難症狀的歷程，還有道謝、道愛、道歉、道別的四道人生。在深耕安寧療護的前輩們的努力下，安寧療護的服務對象從最早以癌症末期病患及漸凍人為主，進一步涵括非癌症末期病患；服務的方式由原本的住院安寧療護，擴展至安寧共同照護、安寧居家療護及社區安寧照護。台灣更成為亞洲第一個通過《安寧緩和醫療條例》的國家，臨終死亡品質亦被評為世界第六。

儘管如此，至今仍然有很多人對於「安寧療護」不了解，以為安寧療護就是安樂死，認為接受安寧療護就是放棄治療、等死，這是不對的。根據世界衛生組織的定義，安寧療護是指針對治癒性治療無反應之末期病人，提供積極性及全人化的照顧，目的是協助病患及家獲得最高的生活品質。在尊重病患的前提下，提供身、心、靈的全人照顧，陪伴、幫助病患，減輕症狀痛苦，協助病患完成心願，使能擁有生命的尊嚴，走完人生的最後一程；同時也協助家屬面對逝去，跨過哀傷，重新展開自己的人生，這就是安寧療護。

馬偕紀念醫院對於安寧療護的推動一直不遺餘力，除了率先在淡水院區，成立台灣第一個安寧病房，亦成立「安療護教育示範中心」，持續擴展居家與共同照護服務範圍，使馬偕安寧成為一級臨床醫療單位，更在二〇〇七年舉辦台灣首次的心理腫瘤研討會，二〇〇九年促成台灣心理腫瘤醫學會的成立。在精神醫學部暨安寧療護教育示範中心方俊凱主任的帶領下，積極推動各項心理腫瘤服務內涵的整合，進一步將照護提升至六全安寧照護模式（全人、全家、全程、全隊、全社區與全心），「聽見心聲六全一生——整合的心理腫瘤醫療服務」更獲得SNQ國家品質標章——國家生技醫療品質獎。

本書由馬偕紀念醫院集結護理師、醫師、社工師、心理師、關懷師，分三個角度來看六全照護實際用於關懷病人之身、心、社會與靈性的需求，更具意義。期待透過本書能協助病人與家屬面對臨終之事實，陪伴病人走完人生最後一程及協助家屬面對新的未來，以醫療團隊運作方式照顧病人及家屬，讓生死兩相安，不留遺憾。生、老、病、死是生命的自然定律，在醫學發達的現代，死亡一直被往後推延，即便如此，人終究無法避免走向死亡這條路，最後這條路，該如何走？怎麼走？唯安寧療護做的「善終」二字而已。

國立成功大學護理學系教授
台灣護理學會副理事長及
台灣社區衛生護理學會理事長
陳靜敏

推薦序五

如珠吐光，學習終極照顧

生命末期的照顧這一股安寧的思潮是一九六〇年代在英國興起，一九八〇年代傳到台灣，經過這麼多年，安寧緩和照顧的觀念和做法已經逐漸深入台灣，台灣甚至是二〇一五年Economist Intelligence Unit所做的調查中，全世界死亡品質第六名、在亞洲一直都是第一名。

一九九八年馬偕紀念醫院安寧療護教育示範中心的成立，是台灣安寧照顧一個重要的里程碑，從此出發，安寧照顧在台灣推展越來越深入而普及，生命終點的醫療照護更是醫院人文素質和醫療「溫度」的最佳表現，藉由適當的醫療作為或不作為，讓生死兩相安。

死亡是生命最後的學習和成長的時刻，德國哲學家馬丁．海德格（Martin Heidegger）說：「人只有面對自己死亡的時候，真實的自我才會顯現，在這之前，我們都活在別人的眼光，活在別人的期待當中。」到了終點，常常遺憾於沒能勇於即時追求夢想，怯於表達感情，茫然迷失於工作，或沒能適當的選擇快樂。

在馬偕紀念醫院安寧療護教育示範中心即將面臨三十而立之年，由馬偕紀念醫院的安寧療護多專科團隊，藉著一個又一個的生命故事，寫出這本《安寧日常　語愛時光：六全伴行，馬偕安寧病房22堂關鍵照護課題》，是理論和實務兼具的好書。

閱讀此書，讓我一再感動。

一位護理師作者說，她不是送行者，她是往天國的助產士。她承諾會細心照顧，打開患者心門，她說：「我不一定完全懂你，但我會好好地照顧你！」

一位照護頭頸部癌症患者的護理師說，她一直都在照顧病患中學習傾聽和陪伴。在她所看到的生命終點親情的拉扯糾葛中，她告訴病人，別怕，我和你在一起！

親人生病死亡的時候，兒童的哀傷反應要特別仔細觀察，找到符合他的需求。沒有表現出悲傷的兒童，並不代表悲傷不存在。

長期致力於腫瘤心理學的精神科方俊凱醫師，特別提出對於一個癌症末期的病人，讓他覺得能夠「再一次的自我實現」，會讓他覺得在生命的最後階段還能做有意義、成就他人的事，即使是無神論者也能滿足於助人的信念。

方醫師說：「信仰的關鍵其實不在於能不能從宗教中尋求慰藉，更在於給予病人面對死亡的勇氣。」

本書的讀者需要特別思考本書〈最理想的死亡：在宅臨終與醫療照護〉一文，「在宅善終社區安寧」是生命終點最理想的方式。當生命終點到達，我們如何準備一個最理想的告別？家中的擺設、設備當如何準備？如何與安寧居家照顧團隊持續合作、聯絡，是照顧終點處的病患最重要的課題。居家安寧照顧的護理師常在這個時候看到互相道愛的感恩時刻，看見和解、修復、道愛、重新開始，並引導家屬走出哀傷。但作者也特別提醒我們，照護者常常到最後已不是因為愛，而僅是責任，甚至轉變成壓力和折磨！這真是令人惆悵的真實情況，也是我經常提醒重症病人，病人不是唯一受苦的人！

本書作者們一再提醒我們，是病人用生命再一次教導我們，是我們生命的導師，照顧者為人點盞明燈，自己眼前也會一片光明。

這本《安寧日常 語愛時光：六全伴行，馬偕安寧病房22堂關鍵照護課題》，是理論和實務兼具的好書，我讀後深得學習和感動，甚願為之推薦。

台灣安寧照顧基金會董事長
馬偕紀念醫院醫師
楊育正

推薦序六

如星光璀璨，如煦陽和暖——記安寧三十

一九六七年，桑德斯女士在英國創立現代安寧緩和療護的典範。從癌症晚期病人照護開始，已經推展到非癌晚期病人的照護，更從晚期病人的照護擴展到所有受生命威脅病人的照護，希望能夠提供病人及家屬積極的身心靈照護，改善他們的生活品質，更希望病人能終享平安和尊嚴——善終。

幾十年來，安寧緩和療護運動快速傳遍全世界，越來越受到各界重視。台灣也受到影響，馬偕紀念醫院率先於一九九八年成立了「馬偕安寧療護教育示範中心」，也是全台灣第一個安寧病房，成為全國醫療機構及同儕爭相學習的典範，對台灣安寧緩和療護的蓬勃發展功不可沒。

面對死亡一直是人生的一大課題，生命受威脅的病人及家屬可說是飽受身心靈的痛苦，也唯有將生命末期照護納入醫學的領域，才能讓醫學完整。生命末期照護的議題很多，諸如身體疼痛、呼吸困難等症狀；心理焦慮、憂鬱、失落、無助、憤怒等情緒；面對死亡的恐懼與悲傷都是生命末期非常重要的議題。安寧緩和療護的本質是溫馨關懷的支持系統，文獻已證實安寧緩和療護能夠有效改善病人的生活品質繼而獲得善終。馬偕醫院安寧病房不僅擁有完善的硬體設施，更有優秀完整的照護團隊，提供病人優質的照護品質，每每創造感人肺腑的生命故事。

馬偕安寧緩和療護團隊的同仁，包括醫師、護理師、社工師、心理師、靈性關懷師、志工等，

陣容堅強。二十多年來兢兢業業協助病人改善生活品質，成效斐然頗受各界好評。難能可貴的是團隊同仁在繁忙的臨床照護工作之餘，還將一篇篇感人肺腑的生命故事詳細地記錄下，希望能夠分享給更多的朋友，以深入瞭解安寧緩和療護，內容包括身體症狀的緩解、生命末期病人的醫療決策過程、末期鎮靜的醫療專業、生命末期病人撤除維生醫療的適切性、建立醫病和諧的關係、悲傷情緒的處理、靈性關懷與超越心靈的力量、善終準備、居家安寧緩和療護的重要性、兒童安寧緩和療護、急重症安寧緩和療護，詳實記錄一般民眾學習面對死亡的歷程，篇篇動人心弦，更是民眾生命教育的好題材。

如何讓生命末期病人感覺生命有意義是生命末期照護的核心重點，《安寧日常 語愛時光》集合了病人、家屬和醫療團隊同仁面對死亡的智慧，是值得民眾與醫療人員詳細閱讀的好書，誠摯推薦給大家。

台灣安寧緩和醫學學會理事長

蔡兆勳

總序一

單純一心　多行一哩

「還有許多急症的病人都照顧不完了，為什麼還要照顧臨終的病人？」

「安寧緩和醫療強調自然死，不要對末期的病人插管急救，倒不如團隊盡力搶救，或許家屬會覺得團隊更盡力了！」

「癌症的治癒率低於平均值，是不是因為我們的病人太早就接受了安寧緩和醫療？」

如相聚的炭火，持續安寧人的愛心、熱心與小心

從三十年前馬偕紀念醫院決定要設立安寧病房，時至今日，這些因迷思或誤解而產生的話語仍持續著。但是，安寧人的愛心、熱心與小心，也如相聚的炭火般持續。

「愛」是主耶穌所賜給我們最大的禮物，以這份無私的愛，祂同我們幽谷伴行，與我們同苦、同難、同擔哀傷，讓我們有倚靠有力量。正所謂事工研擬在於人，成就在於神。安寧緩和醫療的推動，從奇人異事、進入常人奇事、最終成為常人常事。一路走來的過程，是一種草莽創業的情境，而愛心常常失落於不小心，信心也會落敗於沒把握。但感謝神，這起初的「愛」超越了衝動與感動，第一代安寧團隊，開設了全國第一家安寧病房，大夥學中做、做中學，戰

戰戰兢兢地踏入這未知的領域，也編織出一篇篇「語『愛』時光」。

回憶數度於英倫拜見安寧緩和醫療的鼻祖桑德斯醫師（Dr. Cicerly Saunders），儘管向她報告我們目前的設立進度與討教馬偕醫院及全台灣發展的政策問題，但是每度在告別之際，她總是不免一再地叮嚀：「最重要的是照顧好身邊末期的病人及家屬。」回想，安寧病房開拓之際雖設有十八床位，但卻收不到病人，因它的地點就在以前太平間的前面，照顧病人之際，隱約可聽到助念的音樂，因此也就有許多人認為這是太平間的前一站，似乎充滿了避諱與不詳。然而在一九九五年時，卻已是滿床位，甚至一床難求。

三十而立，安寧人的柔軟與溫度

三十而立，馬偕安寧療護教育示範中心總面積二一五三．八坪，發展出「六全」照顧，除了醫護團隊之外還有專責的社工師、心理師、牧師、關懷師。能夠留在安寧緩和醫療服務的團隊，都是單純一心為病人的「好人」、「憨人」。因為這樣醫療服務的提供，沒有利益、更不符合以經營業績考量的目標。但這樣的服務不是為了眾人的掌聲、也不是為了追求全台最大、世界第一，只盼望與受苦的人群伴行多一哩路。

書中二十二篇的故事，不是特例，而是持續發生的「安寧日常」。「殘破的身軀、恐懼的內心，依然可以活得好。」在醫病陪伴過程中，看到病人與家屬的蛻變與成長，醫療團隊也再次感受到生命的意義與價值，並獲得了療癒。如同加拿大的 Balfour Mount 教授所說，療癒並非仰仗健康的身體或是能力，事實上，很有可能雖是死亡但卻是被治癒的。這樣柔軟又有溫度的體會，或許只有安寧人能夠細細品味。

而立後而不惑，紮營、拆營、再準備出發。「安寧日常、語愛時光」依舊持續著，但是面對快速變化的醫療環境，追求高CP值的服務模式、大數據的驗證、人工智慧的時代，該如何保有這樣個別化又具溫度與柔軟的醫療，是我們面臨的挑戰。台灣即將步入超高齡社會，安寧療護在老人長照議題與無效醫療該站在什麼樣的位置？安寧療護在急診、加護病房中該扮演什麼樣的角色？根本的，仍需從生命與死亡教育著手。

「人」的醫學，顧生也顧死

對於民眾，增進民眾的死亡識能，提早為自己的醫療與照顧做準備，讓最後一哩路的問題核心不再只圍繞著「要急救？要插管？要拔管？」的選項。

在學術上，追求大群體的臨床試驗與高期刊影響因子的論文發表之外，也能留意到一個個獨特又別具溫度的醫療抉擇與質性意義，而成為真實世界證據（Real-World Evidence）。

在臨床端，安寧緩和醫學應跳脫病房與團隊的框架，融入全院各個專科與病房中，成為不可缺少的一項精神元素，更深切的在治癒率與存活率的數字較量中，加入醫療適應性、生活品質、病人自主等的思辨，使醫療團隊不只「治『好』，還要顧『生』與顧『死』」。

安寧緩和醫療，是最直接碰觸的「人」的醫學。祈願在安寧人的持續努力下，因著生命靈性的成長，以及生命態度的重建，讓醫療在醫治身體上的疾病時，也能為苦難的靈魂帶來安慰、愛與盼望。

馬偕紀念醫院安寧療護教育示範中心創科主任
賴允亮

總序二

安寧日常　語愛時光

安然度人生　　語焉憶過往
寧靜智慧心　　愛慈共守望
日日月月明　　時時刻刻亮
常長伴幽谷　　光照情留芳

我非常慶幸自己一直在馬偕紀念醫院從事醫療工作，讓我能盡心、盡性、盡意、盡力做我該做且能做的事，但更感謝的是馬偕上上下下的夥伴支持我，讓我的醫療人生有意義，不論是在精神醫療或是安寧療護，都能讓我實踐上帝引導我的理想。

生、老、病、死，是人生的常態；那麼，在醫院裡，安送末期病人離開人世，守護善生與善終，不也是常態。一九九八年，我正式投入馬偕安寧療護團隊；二〇一四年，我接手馬偕安寧療護教育示範中心主任，我一直在想，我到底要做什麼，才算是配得起擔任這個台灣第一個成立的安寧機構主管。《聖經》馬太福音六章三十三節：「你們要先求祂的國和祂的義，這些東西都要加給你們了。」那麼，什麼才是安寧療護的「國」與「義」呢？我想，安寧療護的「國」

擁抱生命的意義。

應該是病人回天國前，在人間就已經在天國；安寧療護的「義」應該是在沒有意義的苦難中，

二〇一八年，我決定要帶著馬偕安寧團隊出版一本書，不為了什麼偉大的理想與目標，而是希望把安寧療護曾經發生過的點點滴滴記錄下來。每位安寧夥伴的字句，傳遞出的感受與感動，超過我原先的想像。我們在完成一篇篇的文章後，大家一起決定我們的書名。在幾個候選書名中，最後一起選出「安寧日常，語愛時光」這八個字，簡單，卻道盡一切。

安寧療護在台灣，從一九九〇年至今，已近三十年，已經有兩個相關法律、有健保給付、有評鑑與督考，但是我們的安寧療護不是為了這些規範制度而存在，也不是為了追求世界第一而服務，而是為了讓病人在世間就如在天國，在生命的最後也有微光照耀般的意義。我們的日常就是如此，而這日常就是「愛」。

人生之所以有意義，源自於每個時時刻刻的真實存在。希望這本書每一個真實存在過的人生故事，讓讀者能感受到生命的可貴與人生的意義。

馬偕紀念醫院安寧療護教育示範中心主任
馬偕紀念醫院精神醫學部／自殺防治中心主任

方俊凱

PART 1

護

我不懂你，但我會照顧你！

「什麼情況下，會進行末期病人的撤管評估呢？」站在安寧醫療立場，考量和在意的重點，並非還可以再活多久？而是能否維繫病人的生活品質！

此時，必須讓家屬和病人都認知到一個重點，撤管並不是放棄，而是最後一道防線。

01

安寧靈性照顧重點

陪伴，最大的靈性支持

張詩吟 護理長

在病房中，我們經常照護困難的腫瘤傷口，我們每日看著它惡化、腐爛、出血……，在束手無策的困境中與病人同在，雖然這樣的傷口不存在自己的身上，但那樣的苦痛卻真實地在我們眼前呈現。

我見證了生命當中最苦難的部分，卻暫時不用親身體會，也因此，當踏進病房的那個剎那，除了珍惜自己的現況，也更感謝自己擁有照顧病人的能力。

在這生命轉彎處，我們願意提燈等待，並陪伴病人家屬走這一段幽谷路。

風雨尋訪，找回心靈力量

淡水的冬天很冷，午後，正下起微微細雨，空氣中瀰漫著一股青草的味道。我從沒到過法鼓山，更沒想過在風雨中來訪，我們一群人，開了兩部車、載著病人氧氣筒和背著止痛藥物機器，就這樣莽撞地闖入一片「佛法無涯」的寧靜之中。相對於拯救生命的匆忙，山頂上的悠然淡定，更顯得我們的匆忙與急迫。

記得自己第一次打電話去法鼓山詢問的時候，告訴山上的師父：「有一個重症的病人，剛剛皈依佛門，她沒有去過法鼓山，想詢問是否方便我們過去參拜一次？」邊想著法鼓山應該會為我們做許多安排，邊等待電話另一端的回應。

然而，師父僅僅維持一貫的淡然姿態，回應我：「隨時歡迎你們來，一切隨緣。」

於是，我們沒有作任何安排，隔天就帶著病人和她的先生，開著兩部車，上到法鼓山去了。

我們將輪椅推進大雄寶殿時，她非常喘，師父在她的耳邊說了些什麼，我沒聽見，但看見她認真、坦然地聆聽，團隊彼此的心中都放下了一塊大石頭。

「我想要五體叩首。」她對著師父這樣說。

「阿姨，妳身體太虛弱了，這樣很危險。」周遭的人，包括我，都在旁邊阻止她。

「詩吟，我一定要做這件事。」阿姨轉過頭來，堅定地對我說，我和另外一位護理師只好把她扶起來，協助她做出叩首的動作。

大雄寶殿內肅穆的佛像、殿外水池掀起的微小漣漪，我看見她殘弱的身軀叩拜在地，心裡感受到一股莫名而強大的力量。在那寧靜的片刻裡，彷彿感受到菩薩的光灑在阿姨身上，阿姨的呢喃、菩薩的側耳傾聽，那樣的畫面好被安慰。

她與信仰的自我對話

當阿姨點頭示意結束之後，我把她扶了起來，問她：「阿姨，妳剛剛跟菩薩說些什麼？」

「我對祂說：『我不知道祢為什麼讓我生病？而且是這麼辛苦的病，可是現在我把苦難都交給祢，接下來都沒有關係了。』」她這麼告訴我。她是一名子宮頸癌患者，腹部有一個很大的腫瘤傷口，得到癌症的時候才五十幾歲。生病這麼多年，直到叩首的那一瞬間，她多年來對老天的怨懟竟然釋懷了。

其實佛祖並沒有讓她的病好起來，可是她把生病的苦難交託給信仰，那一刻，我知道她的心裡是相對平靜的。我們幫阿姨創造了一個她與信仰的對話空間，她和她的「天（信仰）」做了連結，因而得到很大的靈性支持。

任何一個人，只要願意走進他的內心，都有機會做到靈性陪伴，它是相互交流的，只要你願意去看見，那些柔軟、辛苦的一面，甚至說說自己的經驗，就會發現彼此的情感是雙向流動，我們在彼此的經驗中產生了交流，而這樣的交流是言語無法形容的高峰經驗，可能是平靜、滿足、感謝或平安。

從法鼓山回來之後，其實阿姨身體的疼痛還在，但相比以往，她處在更穩定、安詳、不害怕的狀態，彷彿明白了些什麼，直到過世的那刻，都相當平靜。

靈性的陪伴在安寧病房十分重要，因為病人走到最後，往往必須直接面對死亡，而那正是生命中最苦難的一個時刻。然而，靈性是個人對於自己生命過程或處境（特別是逆境）想要探尋出意義，並能肯定自己存在這世界上的意義與價值。

在此時如果能夠陪伴病人、家屬突破困境，找尋心靈安適的途徑，便能夠提升他們在面對困境時的生命力。

陪伴，深刻的心靈交流

華人文化裡，我們始終是一個比較不善表達的民族，即便生病時有千頭萬緒想說，但是我們的文化沒有提供過這方面的訓練，因此，身為一個訊息傳遞兼協調者，安寧團隊就是一個很重要的角色。

有時，在聽完每個病人的生命故事，覺得太苦了，無法幫上忙的時候，我常常會告訴其他護理師們：「你可以對病人說：『我聽完了很捨不得，但不知道該怎麼幫你，我能為你做些什麼呢？』」當抛出這個魔術問句，聽聽他們怎麼回答時，其實十個有九個病人會告訴你：「我知道你們幫不了我，可是謝謝你聽我說。」

陪伴往往是一個很深刻的心靈交流，儘管生命是一種很苦的東西，然而藉由那五分鐘、十分鐘的聆聽，就能成為病人心裡很強大的支持。即使講完之後，兩個人都淚眼汪汪也無妨，因為這就是當下最真實的情感，陪伴的珍貴不在於語言，而是當下那個全然與病人家屬同在的片刻。

當我們處在舒適的狀態中，很少去探尋生命的意義是什麼？生命的苦難來源又是什麼？因此，面對死亡的時候，就會有很多的困惑，例如：我都沒有做壞事，為什麼我會得到癌症？或是疑惑為什麼神明要這樣對待我？這樣靈性的探尋，往往出現在一群末期病人的身上。

所以，當我們講靈性陪伴的時候，你有沒有辦法帶著他，一同尋找內心最深處、用來支撐他的核心價值，才能避免病人陷入自我否定，再度看見自我存在的意義。

照護現場
萬千神佛關照的幸運兒X口腔癌末期的中年男子

一位同時篤信佛祖和上帝的口腔癌大哥，剛來到馬偕安寧的時候，其實沒有任何核心信仰，我們帶著他去探尋自我的生命，希望牧師能夠介入，談談死亡，或談談宗教，很快地這位大哥決定受洗了。

◆信仰，爲身心靈找到力量

他開始在病房內擺設十字架、禱告文和耶穌畫像，對於這位大哥迅速地成為基督徒，我心裡想著，這樣的信仰真的夠堅定嗎？這些祝禱，是否真的能夠成為他的力量？

由於住院的時間過長，但大哥卻沒辦法回家，團隊協助他轉到某個佛教醫院的安寧病房，進去之後，佛教醫院的師父常常去關心他，幫他進行心靈的支持與助念。有一天下午，聽到了他的社工師帶來的消息，社工師充滿玩味地對著我說：「你們的病人來這邊之後，又皈依佛門了。」聽說，他在佛教醫院開始張貼佛祖畫像，聽完社工師的描述，我會心一笑了，不管是基督徒或佛教徒，只要能讓他找尋到一點力量，都好都好。

大哥最後依然轉回了我們的病房，他在病房裡貼了十字架、耶穌和一個菩薩像，牧師急急忙忙地跑過來對他說：「你是基督徒喔，這裡不能貼佛教的東西，我們是信奉耶穌，要把它拿下來。」他很苦惱，不想捨棄任何一個神佛救星，怎麼都不肯拿下來，於是我只好嘗試幫他解套，對著大哥悄悄地說：「牧師不在的時候，你再把它拿出來擺在桌上，佛祖一樣會保佑你的！」他點點頭答應了。

對於基督徒來說，破除迷信、不崇拜其他神佛偶像是他們的信仰基礎，然而，如果耶穌和佛祖都能給他力量，那麼何嘗不能兩個都貼呢？

◆內心平安，就不擔心死後去哪裡

後來的某一天，我又看到那位大哥悄悄地把菩薩畫像貼在病床前，我克制不住內心的好奇，走上前問他：「大哥，你覺得哪一個才可以真正讓你心裡平安啊？」

他想了想，這麼對我說：「阿長，如果我走了，你要請牧師幫我禱告，也要請法師幫我助念。」我笑著回他：「你很聰明，找了各式各樣的神來幫忙，面對死亡有好多神佛都來幫你，不管害怕和痛苦，祂們也一起幫你，死後更不用擔心要到哪裡去，因為佛祖和耶穌都會幫助你、引導你。」

其實，不管是佛祖或耶穌，對他來說都是一種支持，癌末病人要的，往往只是一份「心靈的力量」。

謝謝您們，讓我看見生命的苦難

從事臨床工作那麼多年，我發現，在臨床工作中，都有一個很重要、不能忽略的重點，就是必須重新回到我們自己身上探尋和覺察。

因為在陪伴病人整理整個疾病的過程、整理他自己的一生、甚至追尋苦難可能帶來什麼、又留下什麼？在這過程裡，說故事與聽故事的人，兩者的生命就開始產生交匯。生命的交流，是人與人之間心領神會的時刻，是超越語言的互動、一種心意共鳴；在這樣的深度經驗的感受，當自己能有更敏銳的自我覺察時，才能一次又一次在彼此的陪伴經驗中產生共鳴。

在病房中，經常照護困難的腫瘤傷口，每日看著它惡化、腐爛、出血……，在束手無策的困境中與病人同在，雖然這樣的傷口不存在自己的身上，但那樣的苦痛卻真實地在我們眼前呈現。我見證了生命當中最苦難的部分，卻暫時不用親身去體會，也因此，當踏進病房的那個剎那，除了珍惜自己的現況，也更能感謝自己的每一個擁有。

始終記得，某位頭頸癌大哥過世的前一個晚上，他留給我一句話。當時的我正值小夜班，晚上的安寧病房，大哥總是自己一個人住，因此，我習慣性地叫他起床上廁所，走的時候，他叫住我，對我比了一個「加油」的手勢，並說：「詩吟，我想要跟妳說，我覺得妳是一個很熱情又溫暖的人，在工作上、在學業上，妳都要好好加油。」

那時的我，邊念研究所邊工作，被繁忙的課業和護理工作壓得喘不過氣來，我疲倦地笑了笑回他：「大哥，我小夜班已經要下班了，而且明天要實習，今天就不用再加油囉，我現在只想回家睡覺。」他只是微笑著重複著那句話，對我說：「妳要加油。」下班回家的路上心口暖暖的，此刻的我們不只是病人與護理師，大哥那樣的叮嚀關心就像家人朋友，然而，這是他過世前送給我的最後一句話，他當時的眼神、動作都深深烙印在我心中。

靈性照護其實很抽象，沒有一定的流程，當你嘗試與一個人建立或培養關係，靈性照護就開始了。不管是陪伴，或是照顧，都必須先擁有關係的建立，當我們存在著許多對話，並且透過對話去探尋人生的疑惑跟困難，即便無法解決，甚至沒有答案，但總是能在過程之中獲得一些啟發和交流。

很多年以後，我仍然會想起，有一位大哥，在深夜時刻、在他生命最苦的時候，送給我的這句話：「詩吟，加油。」這句話已成為我心中珍藏的心靈雞湯。

心口不一的厭世司機

他是一個三十八歲的卡車司機，因為開車工作時，時常會嚼檳榔，年紀輕輕就得到了惡性齒齦癌。關於他的生命故事，一直到很後來，我才知道，原來他是單親家庭，又曾是個受虐兒，媽媽辛苦地帶著他跟弟弟兩人離開，努力把他們撫養長大。

「其實卡車司機的薪水不錯，不是外頭常見的二十二K喔。」他躺在病床上，儘管打開了話匣子，口腔裡那個很大的腫瘤傷口，還是讓他講起話來十分吃力，隨時都得停下來休息好一陣子。「好不容易能讓我媽過點好日子，我卻得了癌症。」

相對於現在的多話，他剛來的一個月，完全不講話，整個人充滿了敵意，幫他換藥時，他連要或不要都不告訴周遭的護理師，就是死愣愣地瞪著妳。照顧這樣不苟言笑的病人很痛苦，於是我半開玩笑地對著護理長說：「我可以不要照顧他嗎？」只記得，當下護理長狠狠地罵了我一頓，告訴我：「妳怎麼可以挑病人？」

我是學心理諮商的，被罵過之後只能摸摸鼻子，跟研究所的老師討論了一些方法，決定去嘗試打開大哥的心房。當時心裡的想法很簡單，我要改善這個逆境，不然每次換藥的時候，你瞪我、我瞪你，實在是折磨死人了。

◆苦苦站崗，只爲打開心房

我每天都會特定撥出十五分鐘去病房陪他，像時間一到自動站崗的衛兵一樣，他願意跟我講話，我就回應他；他不理我，我就做自己的事。我想人的心終究是柔軟的，時間久了，他先受不了這樣尷尬的氛圍，也拒絕了我的陪伴，終於，願意開口與我互動說說他的生命故事。

「我以前曾經有過一個女朋友，她懷孕了，我們本來要結婚的。」當他開始告訴我自己的生命故事時，也一併告訴了我，這段宛如偶像劇般一波三折的愛情故事。他發現自己得了癌症，於是只好告訴她：「我沒辦法跟妳結婚，妳得把孩子拿掉。」

「我沒辦法不這麼做，她沒有想過自己一個人帶孩子會有多辛苦。」他邊說邊擦了擦眼淚：「我從來沒有讓她吃過苦。」

我點點頭回應，知道他想到他的母親，一個人帶大兩個孩子，他不希望女友走向同樣的道路，卻又在心裡為殺了自己孩子的這件事，感到對不起女朋友。

◆生命中最愛的兩個女人

大哥是一位情感相當內斂的人，不太會表露自己的情緒感受，然而，在每天十五分鐘的互動中，我陪伴他重新梳理自己的生命脈絡，他告訴我：「妳現在是世界上最了解我的人了。」漸漸地，我和大哥都期待著每晚屬於我們的專屬片刻，很平凡、很珍貴。

大哥的母親每次來訪，他總是對媽媽生氣咆哮，甚至希望媽媽可以不要來醫院探視照顧。看似無情的他，內心是這樣想著：「如果我現在一直罵她，她就會覺得我是壞兒子，等到我死掉之後，就不會有太多情感在裡面。」他告訴我，像是半帶了懺悔、半帶了憤怒，說他不是一個壞人，也沒有做壞事，可是老天爺心腸太壞，讓他們從小受虐，等到他可以賺錢時，又被診斷出惡性口腔癌。

大約就是在那個時候，我決定幫他做些事情，我覺得他需要一些什麼，來幫助他跟家人、跟這個世界進行和解。我向他媽媽打聽了女朋友的電話，打了幾通電話後終於接通，我告訴她：「我是安寧病房照顧陳大哥的護理師，妳願意來看看他嗎？」這著實嚇了女方一大跳，她知道他生病，但從來不知道那麼嚴重。

他們見面當天，其實大哥一直很抗拒，一方面氣我擅自聯絡女友，一方面也有著沒臉面對女友的情緒。我告訴他：「你覺得是為她好，可是你是不是也要有機會聽聽她的想法，說不定她有不同的感受？既然你對她有這麼多的愧疚，就讓她罵一罵，對她來說，也是一個很好的出口。」

他聽完之後，沉默了一陣子，沒有說答應還是不答應，只是把陪伴床的棉被摺好，多放了一個枕頭跟棉被。我走過去問他：「這是什麼？」

「妳不是說她要搭末班車過來，等等沒有車子回去嗎？」他搔搔頭，其實是答應的。

女朋友來的那天，給了他們單獨相處的時間，我沒有追問他們對話的細節，下一刻我出現時，看到女友把頭靠在他肩膀上，我想他們已經在某些對話中理解與原諒彼此。

在一個多月的照顧陪伴中，我把照顧他的感受、看見和感動，寫成了一篇長長的詩送給他，我還記得他笑著說：「這是我這輩子第一次收到詩耶！」他認真地念完這首屬於他生命的詩，我們一下子哭、一下子笑，那樣的片刻已超脫了病人與護理師的角色，我們用彼此的生命在對話。

◆最後的心願，神聽到了

他過世的那天下午，我正準備值小夜班，他的家人還沒到，身旁沒有任何認識的人陪伴，就這樣突然地、靜靜地離開了。還記得幾週之前，他曾經對著神明祈求：「祢讓我辛苦了一輩子，唯一希望就是過世那天，不要有任何我認識的人出現，希望祢能達成我的心願。」因為他一直覺得，有認識的人在，他會有牽掛，走不開。

我們幫大哥整理東西時，他把詩整齊摺好放在抽屜裡，我永遠記得，他媽媽邊含著淚，邊看著我說：「他有交代要把這個帶走。」我看著大哥安祥的面容，只能用眼淚回應大哥：「謝謝你，讓我在安寧病房遇見你，謝謝你，讓我有機會照顧你……。」故事雖然停留在這一刻，但記憶已成永恆。

生命看似陷落，卻也圓滿，至少老天爺圓了大哥最後一個願望，謝謝老天爺。

02

天秤上的拔河
末期撤管的身心衝擊與因應

沈芷怡 護理師

「什麼情況下，會進行末期病人的撤管評估呢？」病房外，一位中年太太拉住我的手，問了這樣的問題，我相信這也是許多人內心的疑問。

站在安寧療護的立場，我們考量和在意的重點，並非還可以再活多久？而是能否維繫病人的生活品質！此時，必須讓家屬和病人都認知到一個重點，撤管並不是放棄，而是最後一道防線。

面對痛「撤」心扉的煎熬，每一次好與不好的結果，都讓我們再次思考，下一次還可以怎麼做得更好、更圓滿。

天人交戰的決定

凌晨五點多從床上醒來，天還濛濛微亮，腦海中浮現起昨晚那位意外從工地鷹架上掉下，正與死神拔河的大哥，就再也睡不著了。

生命真脆弱，大哥因為腦出血緊急送往急診室後，竟然就再也起不來了，無法面對實情的家屬，一邊哭泣，一邊大聲咆哮：「你們在搞什麼？」、「怎麼會變成這樣？」我和社工師趕緊走上前，試圖提供家屬情緒上的支援與陪伴。

然而，即使家屬震天喊地、聲嘶力竭，大哥並沒有因此清醒過來，醫師雖於心不忍也只能專業評估後宣告：「很抱歉現在提出這樣的建議，我想我們需要嚴肅地考慮是否幫大哥撤管了，您們的決定是？」

一時之間，家屬們不知如何是好，陷入天人交戰。

時間滴滴答答緩慢走過了一個小時，還來不及等到同意的答案，大哥已經先行默默告別了，或許這是他不忍家人為難的一份體貼……。

醫療現場經常上演著一場又一場「來不及」的戲碼，我們只能看著病人哀痛，替家屬萬般不捨。

「什麼情況下，會進行末期病人的撤管評估呢？」病房外，一位中年太太拉住我的手，問了這樣的問題，我相信這也是許多人內心的疑問。

一般來說，撤管評估通常由兩位專科醫師共同來判定，當確認有此需求，便會尋求家屬意見：「現在已經用了呼吸器、血液透析、葉克膜，以及很多其他醫療處置，但是病情似乎沒有進展，而且看起來更加惡化……，你們是否有其他想法？」或是進一步提到：「是否願意選擇另外一條比較舒適的道路，讓病人好好地離開？」若是家屬同意，就會引進安寧共同照護團隊的協助。

二〇〇三年，我開始在安寧病房工作，二〇一二年加入安寧共同照護團隊，照顧重症末期病人的過程裡，發現這些人常常需要借助「侵入性」的幫助，像是內插管、血液透析（即洗腎）、葉克膜等等，只為了讓生命得以維持下去，卻為身心帶來極大的痛苦和損傷；即使有些只使用一些侵犯程度較低的「支持性」療法，像鼻胃管、點滴輸注、輸血或抗生素等，也是折磨。

然而，不管是侵入性或是支持性的治療，病人往往感受到的是——活下來的艱難，這些做法有時只是延長痛苦的時間。

站在安寧療護的立場，我們考量和在意的重點，並非還可以再活多久？而是能否好好地維繫病人的生活品質與生命尊嚴！

撤管，並非全然放棄……

「這不是表決，不是少數服從多數，只要有一個人不願意，我們就不要做這件事。」醫師總會溫柔堅定地對在場的家屬說著。

「但是我大哥遠在國外，不用特別通知他了！」站在門口的林先生說。

「還是請你務必通知他，如果大家都到場的話，才能避免後續問題的發生……。」我在一旁補充。

召開家庭會議的目的，就是希望每一個家庭成員都能到場，並且表達意見，讓彼此在互相理解的共識下做出最好的決定。當病人正式告別世界時，活下來的人是帶著傷痛，還是懷抱祝福，往往來自每個人對於善終的歧見。

「沒關係，就讓他這樣走吧！」評估撤管的時候，家屬可能劈頭就直接了當地說，看似灑脫的態度，不禁讓人懷疑，背後是否有著更深一層的涵義。

因此，進行撤管決議時，要特別留意病人和家屬的反應，以及到了撤管階段，家屬內心真正的想法，有沒有可能因為捨不得？不知該如何是好？或是過去難以撫平的糾結，依然無法釋懷、原諒，於是選擇漠然？也有可能害怕裝了氣切管之後，要面臨的長期照顧問題。

當病人還有復原和治療的可能，家屬通常希望能有多一點時間好好陪伴，此時便會協助連結社會資源、安養機構，或是提供喘息服務等幫助，除非醫師判定病人已經沒有治療空間，才會建議家屬考慮撤管一事。

過去，也曾發生過醫師無法接受，認為：「好不容易幫病人開完刀，為什麼現在要叫我做這件事？」

「張伯伯之前意識清醒的時候，有沒有講過他的想法是什麼？」進入這個階段，病人大多呈現意識模糊狀態，需要用另外一種方式詢問家屬，確認病人過去有沒有表達過相關想法，讓我們盡可能在倫理、法律與病人意願中取得平衡。

此時，必須讓雙方都認知到一個重點，撤管並不是放棄，而是最後一道底線。

撤？不撤？天秤兩端的拔河

「假使今天沒有撤管，我爸爸自然而然也會離開，那麼，還是非得撤管不可嗎？」這位兒子滿臉倦容，看起來已經好幾天沒有好好休息了。

「你爸爸現在的情況，可以說只靠著這根管子在支撐著生命，你有沒有覺得他很痛苦，好像在掙扎？他是不是有說過不想這樣？」我對他說著。

「我……我爸爸……我不知道怎樣做才是最好的！」彷彿再往前試探一步，他就要徹底崩潰了。

這只是其中一個例子，有些時候看到的畫面，話都還沒說出口，一群人早就相視而泣、抱成一團，或是從頭到尾都無法平復情緒來發表意見。

「先和你們介紹一下，我是共照醫師……。」醫師通常會率先打破沉默，從自我介紹開啟話題，包括護理師、社工師、心理師等都輪上一遍，讓雙方彼此認識。

「你們知道為什麼今天要在這裡坐下來，聊一聊嗎？」緊接著切入重點。

面對這些時時處在煎熬中的家屬，最好的做法，自然是站在對方的角度，於情於理的解釋，讓對方理解病人當前的狀態，以及對病人最好的處置。

然而，即便認知到實情，家屬還是有權拒絕，在家庭會議中，若是堅持不同意撤管，要陪著病人直到最後一秒鐘，我們仍然給予尊重，因為這是家屬討論下的共同意見。

拔管現場，預做後事準備

「你想要的治療是什麼？」我問著病床上的榮民伯伯。

「不要插管，不要痛苦就好。」他面無表情地說著，反倒是一旁的太太早已泣不成聲。

面對撤管議題，通常會以病人的意願為先，然而根據法律規定，進行決策第一順位是配偶，再者才是子女，於是若能在病人意識尚且清醒時，做好意向確認，是不是就能降低這份煎熬呢？

假使今天是一位遊民或獨居老人，社工師也會發函到警政與社政單位協尋，確認完全沒有家屬的話，則可依照醫療的最大利益，幫病人做出後續醫療決策。

「撤管的時候，你想要待在媽媽旁邊嗎？」我問。

「好！讓我陪她走最後一程……。」身為兒子的他慢慢回答著，試圖掩飾緊繃的情緒。

「媽媽極有可能在拿掉管子當下就走了，也有可能會在幾分鐘後才離開人世，你可以把想說的話，從現在開始在耳邊告訴她……。」我緩緩說著。

撤管，聽起來頗為沉重，但實際執行起來，大概只需要幾分鐘而已，只要把氣囊消氣，拿出管路就算完成。

對每一位家屬而言，看著醫師執行如此簡單的動作，拉近了生與死的距離，這條路才變得如此艱難。

回到更早之前，當家庭會議確定撤管的時候，便需請家屬預先準備後事安排，會提醒他們：「如果他拿掉管子就會走，後事是否有先準備或需要幫忙嗎？」或是：「撤管後，你們想帶他回家嗎？」

假使家屬想讓病人留下最後一口氣返家，醫院可以協助用救護車護送，同時關掉警示鈴，避免驚擾街坊鄰居，若是住家不方便，有些家屬會在屋外繞一圈，完成病人「回家」的心願。

對於馬偕安寧中心來說，在我們可以幫忙的範圍上，都希望盡量滿足家屬的需求，因為這些體貼也人性化的做法，對活下來的人來說，都是莫大的安慰。

安寧伴行案例

親情撕裂，痛「撤」心扉的煎熬

「快——快——」從救護車搶送進來的老奶奶，因為血壓和氧氣濃度持續偏低，情況十分危急，馬上被推入加護病房急救。

六十八歲的她罹患軟顎癌，這已經是第六次進醫院了，開完刀後陸續做過化學治療、放射線治療，卻在一年內不斷復發，最後已經整個蔓延開來了。

◆突如而來的插管

「我母親這次怎麼會如此嚴重？到底發生了什麼事呢？」一旁焦急的先生問著。

「由於事態緊急，加上併發嚴重肺炎，只好進行插管搶救，現在已經送進加護病房觀察……。」醫師詳細解說著病情。

「怎麼就突然插管了？」一旁的兒子一時反應不過來。

「阿彌陀佛……。」一位身穿黑色袈裟的人是病人的哥哥，嘴裡不斷輕聲唸著經文。

當空氣陷入一片靜默和哀傷之中，病人的大女兒終於趕來了，她也是一名護理師。

「唉，我媽媽當初有說過，她不要被插管！」女兒歎息說道，沒想到還未和醫師好好溝通，就被這突如其來的變化擾亂了計劃。

「我必須代替我媽媽發聲，請醫師把管路拔掉！」當所有家屬圍在一塊時，大女兒沉思了一會，把擱置心底的話說了出來。

「妳不可以拔掉管路，妳現在是在殺生，妳知道嗎？」舅舅聲色嚴厲地指著她罵，「我看妳的眼神，現在根本就六神無主，不知道自己在做什麼，妳現在如果做了這件事，以後會後悔一輩子！」

一旁的我，目睹了整個事件的發生和經過，思索著該如何讓事情完美落幕。

「每個人的宗教立場都不一樣，不管立場是什麼，其實都可以尊重，但是我必須讓家屬都知道，剛剛已經又給病人打了一次止喘藥了，受苦的還是老太太自己，我們在旁邊看著她，但都無法替她受苦。」我鼓起勇氣說著。

明白家屬各自的立場，以及其中的為難和無力，但還是選擇站出來，希望他們明白，眼下最重要的，是讓病人不再感到痛苦。

然而，這樣的發言並未得到接受，過去並未認真討論過病人的意願，如何在一時半刻獲得共識呢？

◆決議未果，與善終背道而馳

「不好意思，您們的母親剛剛已經離開了……。」

病房外的時空持續凝結，沒料到的是，一個小時之後，病人就自己走了，用她自己的方式離開。

此時，無須再糾結於要不要拔管，病人選擇自己想要的結果，體貼每一個人，不讓大家為難，讓每個不同立場的人都能得到救贖。

結束一場紛亂之後，我回想起第一次開家庭會議的時候，病人的先生曾經提到：「要不要問某某某的意見？」其他人則說：「關他什麼事？我們自己決定就好。」當時就該有一些警覺，理應接續追問：「那個人是誰？他需要來嗎？」

如今想起，並不確定當時口中的他，指的是不是這位舅舅？只是這可能就是造成最後美中不足的地方，如果能夠及早釐清，也許就有不同的結局。

末期病人的撤管議題，每個家庭都一樣，徘徊在「撤」與「不撤」之間，猶如在天秤兩端持續拉扯，不管是在哪一方施壓過重，都可能會導致身心靈的撕裂，甚至造成難以彌平的傷口，撕裂了親情，最後還可能帶著遺憾和痛苦度過餘生。

站在安寧療護的立場，醫師或護理師會盡可能給予引導或協助，因為無論最終情況如何，都很難真正的盡如人意，也無法期望每次都一定能夠貫徹安寧的核心價值——「善終」，但每一次所謂好與不好的結果，都讓期望「把人放在心上」的醫護人員再次思考，下一次遇到時還可以怎麼做得更好、更圓滿，也更有敏銳度。

生命永遠沒有辦法重來，緣份也不是我們想求就可以求得到的，有緣份在一起，我們要趁還來得及的時候，好好珍惜身旁的家人，也更在乎相處的美好時光。

03

最理想的死亡
在宅臨終與醫療照護

蕭資燕 護理師

居家安寧並非在家等待死亡，而是協助病患在最熟悉的環境中，舒適地走完最後一哩路。

根據調查，至少百分之六十的末期病人希望生命末期能夠在家善終。對於可預期的死亡，回歸社區接受安寧居家照護，已經是全世界的趨勢。現在政府也一直推動在宅善終、在地老化、社區安寧，除了原有醫學中心與區域醫院的安寧居家外，也增加許多基層人員參與，提供全面的末期醫療照護。

溫暖堅強的生命鬥士

「您好，我是馬偕醫院的安寧居家護理師，請問金修女在嗎？」一瞬間，以為自己聽錯了，電話那頭充滿活力、朗爽的聲音，一點都不像病歷上記載的資訊，是一位癌症末期患者。

二〇〇三年，金修女就診斷出乳癌，雖然轉移到骨頭、肺，但是經過手術、化學治療後病況穩定。直到二〇一五年病情惡化，生命接近終點。

「金修女，我想以您的狀況，轉介到安寧照顧應該會舒服點……。」門診的醫師向修女建議。也許神職人員有信仰的陪伴，對於生命終點即將到來，很是坦然。只是病況已大不如前，她也不想離開如家一般的修道院，因此接受了安寧居家的服務。

所以，後續就由團隊接手照顧。金修女用開心溫暖的笑容迎接我們，很難想像，疾病即將帶走她的生命。

修道院在淡水的半山坡上面，很清幽、很廣闊、與世隔絕，靜靜矗立在那邊，因為從未到過修道院，對修女的印象是嚴肅且拘謹的，本來去之前有一些壓力與擔心會不會講錯話，或是犯了一些宗教禁忌，但一進入修道院，與淡水捷運站吵雜的景象及擁擠的街道形成強烈對比，裡面的環境相當儉樸清幽，置身其中，心裡格外的寧靜、安適。

第一次前往訪視的例行工作，大多是解釋安寧居家的照顧模式，團隊可提供的資源。除此之外，也瞭解疾病的治療過程與發病症狀，以及選擇善終的方式。

通常，安寧居家團隊提供的是末期病人及家屬，在宅身心靈整體的照護，包括一般身體症狀到臨終症狀的處理，病人及家屬心理的支持、善終的準備、身後事處理流程之諮詢、遺族的追蹤及關懷，期待能提升末期病人在家中的生活品質，能有尊嚴及安詳地度過生命最後一程。

「護理師，我的一生都在修道院，可以的話，就讓我自在地在修道院一直到生命的盡頭，安詳的離世吧。」評估還沒做完，金修女就提出她的要求。

在家終老，我想是大多數人最希望的方式。

最理想的死亡

根據調查，至少百分之六十的末期病人認為最理想的死亡，是在最熟悉的家中、家人的陪伴下，走完生命最後一程。對於可預期的死亡，回歸社區照護，儘量減少在醫院離世，已經是全世界的趨勢，所以現在生命末期的照護方式，已經從傳統醫療機構的照護，延伸至六全照顧的社區照護，希望能提升生命末期品質，讓末期病人能有機會在社區中接受照護與善終。

當病人的狀況討論完，我們緊接著巡視修道院看看有無裝設無障礙設施、防滑設備等，減少意外發生的機會，和修女聊聊她對安寧、生命的看法，也聽修女們訴說這裡一草一木，都是她們親手栽種打造，所以大家對這片土地是非常熱愛及有歸屬感，並約好每週的約訪時間。

過程中，金修女都是笑著的。從事護理工作近十七年，如此陽光的病人還真不多見。

在宅善終是傳統「落葉歸根」的信念，病人與家屬有機會選擇自己期待的死亡地點，以及有尊嚴的生活方式，一直到生命終了。通常，我們也會跟病人與家屬討論瀕死過程或臨終可能會遇到的問題和一些症狀，這些都要先提前告知家屬，事前的準備可以減輕其焦慮。

當然，也有病人很期待可以回到家裡善終，但家屬會有一些考量，例如市區的大樓住宅可能就不太適合；或是家中空間不足、人力輪替照顧的支持系統等問題，甚至子女、配偶都要上班，人力上有所不足；有的則是家屬會焦慮，年紀大而不適合照顧臨終者，就可能違背病人在宅善終的心願。

最後一哩路的照護

初次訪視時，居家護理師會做整體性的評估，例如家中環境擺設是否安全，如無障礙空間，是否有洗頭、洗澡的設備、是否有電動床、氣墊床等輔具，照顧者的技巧是否足夠等，此外也要做身體，社心及靈性的整體性的評估。

「哎呀！修女，您們怎麼又送這麼多東西來呀！」修女們在修道院自給自足，栽種各種蔬果，遇到水果採收的季節，甚至還釀製成果醬和果醋，送給我們品嘗。

金修女是個特別的病人，在每兩週一次的訪視中，除了關心並檢查身體狀況外，也聽修女們禱告、吟唱、話家常。我們不像是在探訪病人，反而像是來看看老朋友：「今天精神還好嗎？有沒有哪裡不舒服？」

大家都在的時候，金修女也會在一旁坐著，可能沒有太多力氣加入談話，但是靜靜的陪伴，她臉上就掛著安心的微笑。

安靜的日子，總是不會太久。

金修女開始有了新症狀，比如說淋巴水腫四肢腫脹、呼吸困難、食慾不振、疼痛、壓瘡傷口等症狀，我們都知道她不舒服，但她還是笑臉迎人。我們開始到修道院去教其他修女淋巴水腫的按摩技巧，修女們都很認真學習，不放過任何一個細節，只為了讓金修女紓緩些，一輩子的情感，在這裡展現得淋漓盡致。一直到金修女的生命盡頭，其他修女們仍是悉心照料、學習護理知識，只為了讓她在最後的路可以舒適些。

此外，我們也隨時和主治醫師討論調整藥物控制症狀，也適時地給予點滴注射，維持水分的攝取。

「護理師，修女一直有痰，該怎麼辦？」

喉嚨有痰是臨終時常見的症狀，不過那不一定是真正的痰，有可能只是肌肉慢慢放鬆時無法吞嚥，感覺就像是喉嚨卡痰，家屬若辨識不清，往往會要求抽痰。其實這時候可以協助病人抬高床頭、側躺等姿勢調整，以減輕病人不適。

不過，每個病人離開的樣子，多少會有點不同。

比較單純的生理症狀，會有意識混亂、一時躁動、嗜睡、嘆息式的呼吸，或者是嘎嘎音，血壓也慢慢下降、手腳開始變得冰冷等等，都是即將離開的徵兆。

心理的變化，就複雜細膩得多。

放手，永遠最難

面對生命的離去，對家屬與病人而言，永遠是很難的功課。

然而，死亡是不可避免的，大多數的病人害怕的未必是死亡，而是死亡之前的痛苦，例如疼痛、呼吸困難，對他們來說簡直是痛不欲生，反而希望早點解脫。我常想，若自己是病患，也會想要舒適安詳地離開，不要太多折磨，延長生命，只是去延長痛苦的時間，何必呢？家屬的角度就不同了，除了害怕真正的分離，也害怕不知如何處理病人的痛苦。悲傷放在心裡醞釀，沒有出口。尤其是較年長的男性，情感不易表達，很多話藏在內心深處，不知如何表達。

有時，照護者到最後已不是因為愛，而僅僅是責任轉變成壓力、折磨，所以家屬情緒宣洩也很重要。有時候家屬真的很累，我們會讓病人回醫院做喘息的照顧，再者，也提供家屬一些宣洩的管道，比如聘請看護、長照資源的介入、運動、信仰，或是有其他的家屬可以輪替，讓主要照顧者可以喘息。

當然，死亡的壓力如影隨形。

而我們可以做的，就是引導、陪伴他們面對這個過程。就像現在，我們陪伴在金修女身旁說說話，謝謝她的付出，希望她安安穩穩到達上帝身旁。

「金修女，放心吧，我們都會好好的。」

家屬、親人的聲音是病人最熟悉的，即使意識昏迷，他們依然會感受到溫度和觸摸。我們常常和家屬說病人在睡覺，不用刻意把他叫醒，自在地在旁邊聊天就好，病人聽了都會很安心。

「蕭護理師，金修女剛剛離開了，謝謝你們這段日子的幫忙。」這一天終於來了，在假日的早上，我接到電話後，就和主治醫師立即前往修道院協助金修女遺體護理，交代後續處理事宜，也和金修女道別。

金修女的最後一程，是好看的。平靜地躺著，就像是睡著一般。她一生看似簡樸，卻滿懷著愛。

整個照顧過程，修女對疾病的正向面對，我們也從她身上領悟到新的人生道理，也有不同的看見，覺得我們常在照顧病人，其實她們用生命在教導我們，她們也是我們的心靈導師。

照顧過程，獲得最多的還是自己

後來，我常常想起金修女的笑容。安詳、安心，是我希望帶給病人與家屬的感覺。

有時候，在照顧病人的過程中，收穫最多的是自己。每次的照顧都有成長，每次都有不同的觸動，讓我更珍惜這些回饋與生命。其實，癌症臨終病人還有時間與家屬道愛、道別，有些時候是臨時意外，根本來不及說再見，連再見的機會都沒有，因為自己有這樣的經歷，所以會更知道怎麼去跟家屬互動。

然而，這份工作的高壓，也是令人難以想像。

安寧居家平均有五、六十個個案，當病人或家屬隨時打電話來詢問，要隨時掌握病人的狀況、了解當下發生了什麼事、該如何解決，然後快速做出適當的回應。

這一切都是學習，每一個病人都有不同的狀況，學習每次遇到狀況時，自己要怎麼去面對，不只家屬需要面對，我們也要面對，而且很多時候，反而是我們放不下，因為照護時間很久，就像家人一樣。有時候往好處想，病人之前受了那麼多疾病的折磨與痛苦，離開對他來講，反而是種祝福。

假使不是病人，無法想像痛苦是多麼巨大，唯一可以幫上忙的部分，就是把痛苦降到最低，雖然可能沒辦法完全緩解，但是盡自己最大的力量讓病人好走，是我獻上的祝福。

安寧居家照護提供二十四小時諮詢服務，即使居家護理師下班也可以聯絡安寧病房護理師，在陪伴病人善終過程可隨時尋求電話協助，居家團隊會依病人狀況安排時間到家訪視，以減輕家屬照顧的不安及壓力，也會增加他們讓病人在宅善終的意願。

安寧伴行案例

你不必永遠孤獨

遇到阿姨的時候，她渾身散發著孤獨。

她是一個人來的，我幾乎沒看過誰陪著。一個人掛號、一個人等待門診、一個人聽醫師宣布，乳癌已經第四期，因此我們才牽起這段緣份。

每次居家照護時光，我總希望她能感覺到一些陪伴的溫暖。

◆疾病讓關心更貼近

我知道，她一個人是不得已。先生外遇多年不見，和夫家也因為金錢糾紛，相處得不甚愉快，唯一的女兒，面對媽媽可能即將離去，其實也不知道該怎麼辦。

「我媽媽還有救吧？」無論說得再多，女兒只想確認媽媽還是有希望的。放手對她來說，很難。

我可以理解她的不捨與矛盾。阿姨說過，女兒高中時叛逆，母女倆冷戰、不合了好多年，直到她生病，女兒才驚覺將要失去母親。

「女兒休學照顧我，我也不知道怎麼說，總之很謝謝啦……。」母女之間的感謝，放在心裡，表現在行動。我們都看得出來，因為經濟狀況不好沒辦法請看護，女兒親自照顧，也漸漸消融了彼此間的冰山。

◆互相道愛，是最感人的時刻

「媽媽其實很抱歉，沒有給妳一個完整的家，這幾年不但未盡到做母親的責任，還拖累妳的學業，很擔心我離開後，妳沒了依靠，生活該怎麼辦？」

在最後的時刻，我們利用生命回顧，引導媽媽對女兒說出心裡話：「媽媽真的很愛妳，妳是我這輩子最大的驕傲，媽媽之後會在天上一直守護著妳。」女兒也回應母親：「對不起，以前一直忤逆您，沒有好好的孝順您，我知道其實您是很愛我的，我也非常愛您，但不要為我的未來擔心，因為我有兩個爸爸，一個是自己的爸爸，另外一個是天父，相信天父會保守看顧我，讓我堅強有勇氣的活下去，您就放心吧！」

我想，這就是安寧工作的價值。能看見人與人之間的關係和解、修復、互相道愛、重新開始，引導家屬走出哀傷的情緒，瞭解原來死亡並不可怕，就是最值得的地方。

04

擺脫生命的困獸之鬥

困難症狀的處理與控制

陳雅伶 護理師

看著生病的家人受苦的時候，身為家屬的我們依然可以陪著他，為他做一點什麼。

末期的困難症狀因人而異，常見有整體性疼痛、呼吸困難，或者出現全腸道阻塞，造成病人不斷噁心嘔吐，無法進食。當家屬意識到「可以為病人做一點什麼」的時候，不只是病人的症狀得以減輕，家屬心中焦躁的情緒，也可以得到紓緩。

沉默的痛，無人可幫？

時間來到下午二點，炎熱的夏季午後，太陽光直直灑落在病房的落地窗上，刺眼的讓人忍不住拉上窗簾，在沒有太陽光照射也未開室內燈的病室裡，如同夜晚一般的漆黑寂靜，只傳來陣陣的呻吟聲，聽到聲音的我，急忙推著工作車來到病室，「我的肚子很脹，很不舒服……。」一位膽管癌末期的阿姨，由於腹水過多常常需要進行抽水，抽出來的水卻呈現鮮紅色，就算反覆抽了腹水，阿姨肚子的疼痛及腹脹感卻沒有減輕，反而讓虛弱的身體更加疲憊無力，因此在轉入安寧病房經由醫師評估後，決定停止抽水，轉而調整止痛藥，並增加嗎啡劑量，期待能減輕阿姨那腹脹不舒服的感覺。

「來到這裡，疼痛有沒有比較減輕啊？」查房醫師詢問。

「有好一些喔，打完針好像不會那麼痛了！現在的痛大概三分吧！」她摸著肚子淡淡說著。

「那很好啊！妳不用忍耐喔！如果有不舒服隨時都可以跟我們說！」醫師再三確認阿姨的疼痛感得到緩解後，便前往下個病房。

當醫師巡房離開以後，我開始和她聊天。看著阿姨平靜的臉，進一步詢問：「妳之前肚子是不是很不舒服呢？」

「之前是比較不舒服。」

「那現在呢？」

「比較起來，感覺就是好個兩三分而已……。」

「阿姨，我這幾天都在觀察，我發現當兒子想要幫妳翻個身、讓妳坐起來吃飯，但是妳在動的時候，好像還是會皺眉喔？請妳告訴我，真的覺得有比較好了嗎？我真的好想知道妳的感覺。」阿姨看著我嘆了一口氣，緩緩地說：「都已經用了嗎啡還是這樣，還能怎麼辦？」

「阿姨，其實我很高興妳讓我知道妳的感受，因為我們真的好希望能夠再幫忙妳，希望可以再為妳多做一些什麼，光看著這麼大的肚子，任何人都會覺得很不舒服，更何況妳又一直撐著這樣子的身體，辛苦了這麼久。」我對阿姨這樣說著。她看著我，眼淚默默地流了下來：「我真的會再更舒服嗎？我以為我會一直這樣辛苦到死……。」

當務之急，幫病人走出疼痛

之後，針對膽管癌末期阿姨的疼痛再持續調整嗎啡劑量、合併其他輔助用藥，提供舒適照護的處理後，疼痛的分數能夠從三分再降低到一至二分，同時運用病房的各種枕頭支托身體後，發現阿姨能夠稍微側躺或坐起來一下，而不是整天都只能平躺在床上了！偶爾從阿姨的臉上，也能夠看到一點微微的笑容。

當病人發現在這裡能得到他所期待的照護後，更能夠燃起對於改善身體症狀的希望，對於內在的感受也能更勇敢的傾訴和表達。

過了幾天之後，阿姨又對我提出一個小小的請求：「有沒有可能讓我晚上好睡一點嗎？我已經很久沒有一覺到天亮了！」

我深知，面對困難症狀，重要的是解決病人的當務之急。

透過積極的聆聽、引導和溝通，細微地觀察到病人的狀況，慢慢建立彼此之間的信任感，讓他們願意表達身體的不適，進而做一些藥物上的調整，加上個別化的護理照顧，就能真正幫病人營造出一個舒服的環境，改善身體上的不適症狀，形成一個正向的循環。

然而，有些末期病人可能已經無法表達或是對醫療失去信心，這時我們還是能夠透過臉部表情、肢體動作，像是呻吟、皺眉、拒絕碰觸的行為和反應，藉由各類評估確認狀況，先處理病人最不舒服的反應並進行改善後，再一步步解決眼前的困難症狀，讓他們能夠走出情緒困境，不再陷於困獸之鬥。

然而，既然是困難症狀，就表示在症狀處理上需要時間，或是無論做了任何的處理仍無法得到緩解，有時候不免造成病人期待上的落差。

當這樣的情況出現時，我會坦白告訴病人：「目前只能讓你和疾病和平共處，但是想要增加體力，或是希望恢復正常力氣能夠下床走路，實際上有醫療上的困難。」

「既然可以從十分疼痛降到五分了，是不是還可以再幫我多做一些？」有些病人不免還是會要求。此時，除了症狀上的控制或緩解，醫護人員透過聆聽病人與家屬心裡的聲音，藉此適度引導他們的情緒，盡可能達到「雖不滿意但尚可接受」的狀態。

陪伴引導，肯定家屬能力

白日嘆氣，夜裡呻吟，病人痛苦不堪，陪在一旁的家屬往往無奈也無計可施。

「我的腳好重、又腫又痛的，有什麼辦法可以讓它消一點？」病房中一位罹患子宮頸癌的阿姨因雙下肢出現淋巴水腫，如同大象般的雙腿，讓阿姨即使躺在床上都無法自己翻身，夜間更無法好好休息，轉入安寧病房後，我們除了進行止痛藥的調整之外，也開始執行淋巴水腫的按摩，在按摩後還會使用血液循環機，運用適度壓力幫助淋巴液回流，每次按摩後阿姨都覺得非常舒服，「妳們什麼時候可以來幫我按摩啊？」因此，按摩成了她每天最期待的一件事。

然而，臨床工作總是忙碌的，除了表定的給藥、照護工作之外，還要處理各類臨時突發狀況，對於病人的要求已經應接不暇，更別說要滿足阿姨「一日二次，越多越好」的按摩期待。

於是，我想到可以讓一旁擔任照顧者的兒子，邀請他一起幫媽媽按摩，但是她卻頻頻拒絕，表明只想讓護理人員親自服務，「妳們是專業人員，妳們來按摩才會有效。」阿姨用再肯定不過的語氣這麼說著。

臨床工作中常常聽到這樣的聲音，但事實上，許多症狀照護的技巧是可以學習的，家屬藉由學習及參與的過程能夠強化照顧能力，對困難症狀的處理往往會有更好且更及時的幫助。

後來，我想出一個方法，在按摩前，請她先放輕鬆，慢慢閉起眼睛深呼吸，準備一台隨行音響，播放她喜歡的音樂，當我進入按摩程序之後，暗示她的兒子順勢接手下去，由他做完整套按摩，最後再問：「按摩舒不舒服啊？」她回應：「嗯！好舒服喔！感覺都沒有那麼脹了耶！」

「剛剛其實是妳兒子幫忙的唷！」當我請她睜開眼睛，這個回答令她感到十分驚訝。

「阿姨，妳的兒子非常願意幫忙照顧妳喔，應該給他一個正面的肯定才對！」

「為什麼妳兒子幫妳按摩效果會更好，那是因為他在按摩的過程中，加入了對妳的愛。」

「好啦，謝謝啦！」此時，阿姨看著兒子露出靦腆的微笑。當阿姨感受到兒子的溫暖相待，自然就能認同，對於兒子參與症狀照護，便欣然接受。

從被動到主動，幫親人紓緩不適

「護理師，麻煩可以再來看一下？可以打個針嗎？為什麼他的喘緩和不下來呢？」、「為什麼我媽看起來總是這麼喘，有什麼辦法可以讓他不要這麼喘嗎？」護士鈴那頭響起的催促聲，我知道這是家人溢於言表的關心。

有些家屬看見出現呼吸困難的病人時，往往混雜著不知所措、焦急、驚慌和無力感。特別是在末期臨終的急喘狀態，當疾病走到最後進程，此時再怎麼施打止喘藥物，效果已經相當有限。此時也會讓家屬知道，病人可能即將走到人生最後時刻。

「醫師，我拜託你，不要讓他這麼難受……。」家屬往往不停祈求著。在這種情況下，醫療已經無法幫上忙的時候，還是可以有所作為。

「我們都明白病人的辛苦，等等幫他施打止喘放鬆藥物後，我們再一起幫病人做止喘按摩，搭配複方呼吸精油和藥物的使用，可以幫助達到放鬆效果，試試看會不會讓他比較舒服。」針對疼痛、腹脹、呼吸困難、水腫等症狀，在病房提供複方精油給病人使用，我告訴家屬可以嘗試精油按摩法，利用呼吸和皮膚吸收的方式，合併處理病人的症狀。

我拉著家屬的手，先讓他感受按摩的力道與感覺，令他理解到——當家人受苦的時候，依然可以陪著他們，並且幫他們做一點什麼。一邊執行的同時，也引導病人：「盡可能地放鬆呼吸，如果累了想睡就睡吧！我會在這裡陪著你。」一邊鼓勵家屬：「你做得很好，你看他的呼吸慢慢緩和下來了，下次如果他又喘起來，你也可以這樣幫助他。」當家屬意識到「可以做一些幫助病人的事」的時候，心中焦急的情緒，就可以得到安定的紓緩，而不只是無助焦慮地等待著。

老人照顧老人，單純扮演陪伴者角色

「老伴啊，我來看妳了呀！」老先生被兒子攙扶進病房，躺在病床上的奶奶看著先生，眼睛笑瞇了起來。

面對高齡的爺爺奶奶，如果其中一方生病了，需要被照顧，另一方就單純做一個陪伴者的角色。因為同為高齡者，身體狀態相對都不佳，可能伴有糖尿病、高血壓、心臟病等病史，甚至還需要定期門診，可以說兩位都需要旁人的協助。

另一半就是長者伴侶們最重要的陪伴者，在病人不安、痛苦的時刻，老伴的一句話、一個陪伴、一個拍肩，就會讓對方備感安心，好像一切都沒關係了。

在整個照顧過程中，除了年紀的限制，當我們評估這位照顧者其實比較需要被照顧，或是身為照顧者的能力，明顯比較不足的時候，也不要強迫他成為一名照顧者，就讓他單純成為一個重要的陪伴者，也是一種支持的方式。

共度困難症狀，陪伴家屬經歷哀傷

面對疾病持續進展，困難症狀會一直不斷地出現或反覆發生，也可能持續到病人臨終。面對看不到盡頭的痛苦，此時病人清醒的時間越多，感受到疾病和症狀折磨的強度也更加劇烈，病人常常會說：「這樣活著太痛苦，可不可以讓我睡著，如果能夠在睡夢中走更好。」此時我們會和家屬討論的是：「讓病人睡著的時間多於醒來的時間，減少他對於身體受苦的感受，是不是也符合你們對症狀處理上的期待？」藉由充分的理解和溝通，與家人共同做出「對病人現階段照顧最好的決定」，能夠減少家屬在做出醫療選項後的歉疚感，陪伴家屬經歷哀傷是很重要的過程。

面對死亡到來的時刻，也許困難症狀會持續上演，但我們還是能讓病人不那麼辛苦，同時避免家屬過度感到內疚，這條善終之路，因為理解有愛，也許就能不再痛苦，不再恐懼。

安寧伴行案例

拒絕「打氣」，回歸自然呼吸

「醫師，我拒絕幫爸爸插管！但我希望能繼續維持他的生命……。」一位呼吸衰竭的末期病人，因為家屬聲明不想插管，而使用正壓呼吸器，讓機器藉由罩在臉上的面罩不斷加壓打氣，進而維持肺部的功能。

想當然爾，被面罩縛住肯定相當的難受，雖然處於意識不清的病人無法清楚表達，但可以明顯看到不斷躁動的反應，反射動作想要抓下面罩，為了防止扯下面罩無法維持正常呼吸功能，到最後，不得不選擇把他的雙手都約束起來，如此一來就更加不舒服了。

◆加壓呼吸，不舒服的爸爸

「爸爸，不可以喔，我知道你很痛苦，但請你不要拉掉面罩啊！」女兒在一旁流著淚說著。

病人需要氧氣，所以二十四小時都會被約束，家人看了於心不忍，身為醫護人員的我也同樣捨不得。

試想，當一名走向呼吸衰竭的末期病人，血氧機上的氧氣濃度呈現相當正常的數值，可是身體卻反映著極度的不適，面臨肺臟宣告罷工的狀態，難道真的只能強壓著它工作嗎？

「看著你們的父親一直這麼痛苦，你們心裡也很難受吧！今天需要這台機器，代表肺部功能已經走到最後了。」於是，我決定再和家屬溝通看看。

「除了這樣，我們不知道還可以做些什麼？或是還有什麼其他的選擇？」他們深切明白爸爸不舒服，卻也感到無能無力。

「爸爸一生這麼辛苦，撐起了這個家，大家都已經長大也各自擁有自己的家庭，現在你們能夠為他做些什麼？他會希望自己以這樣的方式一直躺在這裡嗎？」我持續和家屬討論著。

隔天，家人做出了決定。

「我們不想讓他再這麼辛苦了，我們決定要撤掉這台機器……。」身為長子的他哽咽起來，但堅定地對我說。

「我明白，這個決定有多麼艱難，但肯定充滿著善意，你們絕對不是第一個在安寧病房裡，決定撤除呼吸器的家屬，現在只是讓他回歸到一個自然的狀態。」我告訴他們，並拍拍他們的肩膀，陪著他們一起照顧病人。

在與主治醫師進行明確的討論，確定撤除正壓呼吸器是所有家屬的共同決定後，那天下午二點半，在所有家屬的陪伴之下，準備撤除呼吸器。

◆鬆開執著，不再用力呼吸

「阿公，現在家人都陪在你旁邊，我們等一下先幫你打止喘的藥，讓你比較不那麼辛苦，等一下就會換一般的氧氣面罩，就不會再被緊緊地罩著臉。大家都會在旁邊陪你，你辛苦了！」好幾個護理人員先協助準備用物，之後替病人注射止喘藥物後，由主治醫師撤除正壓呼吸器。

換上一般性面罩後，病人的神情明顯放鬆許多，雙手也不需要再被約束，剛好藉這機會替病人做口腔清潔，這才發現口腔內累積了許多髒汙，包括痰塊、血漬等，因此得以好好地清理乾淨。

阿公拿掉面罩後，整個表情變得舒服又平和，呈現睡著狀態。

之後，從每四小時幫他打一次止喘藥物、每八小時打一次放鬆藥物，最後變成二十四小時持續使用這類藥物，他也在撤除呼吸器之後的隔天凌晨，平靜地離開了。

家人在最後陪爸爸、爺爺的這段時間，看他解開束縛，不再急喘、躁動，而是安詳地睡著，直到呼吸自然停止的那一刻，對彼此來說，就是一個極大的心理安慰。

05

長大，不代表自我療癒
兒童悲傷情緒處理

張怡惠 護理師

為什麼引導小朋友哀傷很重要？有時候面對哀傷，大人能夠迅速恢復自己原本的生活，可是孩童並不是這樣。

許多大人覺得，過去的就讓它過去，孩子會成長，能夠自我療癒，其實，如果沒有協助療癒的適當出口，怎麼能期待療癒的可能？

親人生病和死亡，兒童的哀傷反應

孩童呈現哀傷的方式有很多種，有的小朋友一來到安寧病房就哭鬧，只要進到病房看到爸爸、媽媽就是不明原因地大哭大鬧，表露出不想來這裡的樣子，所以阿公、阿嬤或是主要照顧孩童的人，就乾脆不帶他來。

有的人是覺得醫院很可怕，尤其是安寧病房，覺得這邊很多人過世，亦有的是因台灣的習俗，覺得小朋友不要來醫院好了；而有的小朋友則是來到病房，就嘻嘻哈哈的，好像沒有親人生病的事情；也遇過小朋友是很沉穩的，來安寧病房就很平穩的，他不哭不鬧，就乖乖坐在旁邊。

臨床上，當小朋友來到安寧病房，他們也許不會說、不會表達、也許哭鬧，或行為上出現退行性行為，這些都是孩童們的悲傷反應，常常大人會以照顧病人為主，進而忽略了孩童這些行為背後代表之意義。

拒人千里，相依為命的三姊妹

我第一次注意到這個小朋友，是在她的父親轉到我們安寧病房來的時候，她大概國小三、四年級左右，稚嫩秀氣的臉龐，卻帶著超乎大人想像的沉穩。與那個年紀的小孩不同，她很成熟、很獨立，不僅不依賴周圍的大人，甚至可以說，是到了拒人於千里之外的地步。

她是單親家庭中的長姊，家中有三個孩子，底下還有兩個妹妹，本來家中經濟狀況就不是很好，爸爸生病之後，無疑是雪上加霜。

病房有些比較熱心的護理師，看到這位小姊姊一個人照顧爸爸和妹妹，有的時候會詢問需不需要幫忙，協助張羅早餐或晚餐。

「不用了，非常謝謝妳。」小姊姊總是淡然地道謝之後，直接拒絕幫助。

她父親是頭頸癌病人，來到安寧病房的時候，意識已經不是很清楚了，周遭沒有任何家人的資源可以協助。我無法從病人身上了解這三個孩子的狀況，因此，打算從小姊姊這邊打探。每到假日，她就會把在醫院需要的東西準備好，牽著妹妹一起來看爸爸，我通常會在這個時候特意找她聊聊天。

「爸爸現在不在家，家裡有其他人照顧妳們嗎？」我問，她則是對著我搖搖頭。

「早上我會先準備好早餐給妹妹吃，再帶妹妹一起去上學，家中的事情都是我處理的，吃飯也是。」

「那吃飯的錢呢？」

「有錢就吃飯，沒錢的話，就看看狀況。」她聳了聳肩回應：「鄰居阿姨對妹妹很好，有時候真的沒飯吃，也會幫我們煮食物。」

她的應答成熟得宛如一個大人，實在是個太冷靜的孩子，這讓我很捨不得，什麼樣的環境，逼得她小小年紀就要強迫自己長大呢？

「之前爸爸在家的時候，也是這樣嗎？」我問她，大概想像得出來，也許她父親還沒生病前，他們就是這樣子過活，父親賺錢，而她則代替媽媽的角色，在家裡照顧妹妹。

「爸爸工作很辛苦，我不會吵爸爸。」她遲疑了幾秒回答：「其實現在跟以前沒有差別，我都很少看到他。」

沒有差別的說法，觸動了我內心的一部分，似乎她只能用這種說法，來保護自己不受到傷害，我問她：「如果爸爸過世，這個家就真的只剩妳們三個了，爸爸再也不能陪伴在妳身邊。」

她倔強的抿著嘴，流下眼淚，用那稚嫩的嗓音回我：「我也不知道怎麼辦！」

姊代母職，一肩扛起家庭的小樹苗

在安寧病房裡，我們是一個團隊，不論處理病人的傷勢，或是與病人家屬進行會談，特別是小小家屬們，都很有熱情，也很愛哭。進行會談的當下，我一定要確保自己有辦法承受住這些，當孩童在講自己想法時，會邀請社工師或心理師一起參與，當孩子們的情緒太強烈或複雜時，我們能夠彼此協助與支援。

小姊姊從來不覺得自己吃苦，她就像家庭裡堅強的大樹（或許該稱作小小樹），雖然才十來歲，但為了讓三姊妹在一起，非常勇敢的承擔重任，並且認為那些都是她應該做的。我自己也是母親，小姐姐的成熟格外讓我看得心疼。

隨著她父親的狀況越來越不好，團隊開始很擔心，這三個小孩該怎麼辦？儘管社會局的社工師一直有在關注她們，但等到爸爸過世，小朋友們勢必得找一個寄養家庭，然而送到寄養家庭，三姊妹有可能同時待在一個家嗎？團隊進行規劃的時候，始終無法釐清小朋友的意願，因為小姊姊一直拒絕我們，導致我們沒有辦法與她有太多的互動與接觸。

有一天假日早上，我看到她坐在爸爸的病床旁邊發呆，妹妹們並沒有一同前來，我趁著機會走過去對她說：「爸爸的狀況不太好。」她點點頭，回了我一句：「我知道。」

「妳有沒有想過，妳和妹妹們之後該怎麼辦？」我嘗試詢問，卻沒得到她的回應。

「我們很擔心妳，妳想和妹妹繼續住在一起嗎？如果想要的話，我們來想想辦法，讓妳們住一起好嗎？」

沉默了一陣子之後，第一次，她用求助般的口吻對我說：「我想跟妹妹一起住，住哪裡都可以。」

引導孩子，眼觀需求

這是一個圓滿的故事，醫院的社工師協同社會局的社工師找到了爸爸那邊的親人，願意同時接受三姊妹，並共同照顧他們。社工師對她說：「後面的事情我們都幫妳安排好了，三姊妹還是在一起，只是換一個環境，找爸爸那邊的親戚來照顧妳們，這樣好嗎？」

「真的嗎？」她聽了眼睛一亮，總覺得有些不敢置信。

「護理師姊姊，謝謝妳。」她對著我們深深一鞠躬，這個舉動再次使我感受到心頭微微一酸，這孩子多年的勞苦，將她養成了非常乖巧、又通曉人情世故的小孩。

父親過世後，社工師帶著三姊妹去寄養家庭，追蹤了一陣子，小姊姊和兩個妹妹們現在過得很不錯。

要成功引導孩子，就要先仔細觀察孩子，找到符合他的需求。當我們身處醫院時，其實能做的十分有限，必須靠著家長、社工師、學校老師的通力合作，將照顧機制串連起來，敏感地察覺到小朋友可能會有的情緒反應，提供他們需要的協助。

照護現場

阿公的紅蘋果 x 亞斯伯格症少年

一位患有亞斯伯格症的小弟弟，被媽媽拉到我面前。他的阿公住進了安寧病房，媽媽覺得兒子一直處於很「嗨」的狀況，雖然帶他看了醫師，也有用藥物控制，可是總覺得，說不出來兒子哪裡不對勁。

「你們這裡有沒有心理師可以幫忙協助？」

「大姐，小朋友怎麼了嗎？」我敏感地警覺詢問。

「我兒子有亞斯伯格症，以前吃藥還控制得住，但阿公住院後，吃藥也坐不住，不停地重複講話、沒大沒小、有時候情緒激動還會打我，妳看。」媽媽無奈地露出手臂上零星的抓傷。對於這樣的小孩，不能以暴制暴，因為他不是故意的，知道阿公的狀況不太對勁後，他的心理其實已經影響到了生理。

媽媽說：「之前都是阿公在帶這個孫子，要上幼稚園大班之前，阿公答應過他：『開學後，我帶著你去上學。』」

然而，阿公從生病到發現癌症末期，只有兩個月的時間。原本預計手術後開始化學治療，誰知一開刀就發現癌細胞多處轉移，馬上縫合結束了手術，而他身上也插上很多引流管子，整個意識一直處在昏迷狀態。

◆遊戲式的悲傷引導過程

這位小弟弟的成績非常好，剛上幼稚園，小一、小二學的東西都學會了。他喜歡 iPad，使用的時候完全不用媽媽指導，自己能獨立操作，相當聰明有主見。因此，當他有打人的動作出現時，媽媽其實不知道該怎麼協助他。

我問媽媽：「你們有嘗試過使用學校的資源嗎？」

「學校老師、輔導室老師都知道。」媽媽進一步說：「他有經過確診，在○○醫院就醫，那邊的心理師一直有在關注他，但是症狀沒有好轉的跡象。」

小朋友喜歡 iPad，但是對實際的活動卻興致缺缺，我靈光一閃，上網抓了些簡單的手機遊戲，嘗試對他做一些引導。

「我們今天要做點遊戲，媽媽說，你要陪姊姊玩完這個遊戲，才能繼續玩 iPad。」我對他這麼說。他老大不情願，在病房內繞著我走來走去，繞了好幾圈，才終於妥協坐下來。

◆思念阿公的紅蘋果

那是一款切水果的遊戲，手指要靠近水果點它，才能抓到水果。弟弟很妙，抓了很多鮮豔的紅蘋果，後來又改抓黑色的水果，我鼓勵他：「可以再多抓一些啊！」他馬上大叫：「我不要！」

「紅色是什麼？」我等他冷靜下來後，進一步詢問。

「紅色，阿公，阿公之前很疼我，我要吃什麼，就帶我去買什麼。」他邊說著阿公以前帶他去上學，總是會帶他去買他愛吃的東西；邊說阿公答應開學要牽著他去新學校上課，我發現他說的故事，全都關於阿公。

「那黑色呢？現在心情不好嗎？因為你知道阿公要離開你了。」他靜靜的什麼話都沒說，只是點點頭，我看著他，發現他整個好安靜，一點都不像靜坐不能的樣子。

「你其實很愛阿公，想跟阿公說說話，對不對？我看到你總是牽著阿公的手、抱著阿公說『我來了』。」我問他，他抬起頭回看我。

「阿公生病了，沒有辦法跟你說話，可是你跟他說的，他都聽得見喔，你在旁邊調皮搗蛋、媽媽罵你的時候，阿公也知道，你想要阿公看到你這樣子嗎？」

他搖搖頭，回答我：「那我不可以調皮搗蛋。」

「阿公會不會上天堂，到天主那邊去？」因為弟弟一家都是天主教徒，他腦袋轉得很快，馬上詢問我阿公的去處。

「對，阿公會先到那裡，幫你們建造一個屬於你們的家，你會害怕嗎？」

「我不怕，反正大家都會上去，阿公只是先去等我而已。」他看起來像是理解了什麼，朝著我點點頭。

用愛的低喃，取代死亡道別

很多時候，當我們嘗試和孩子談論死亡時，家長經常會阻礙，因為他們擔心和孩子談論死亡會不會太過沉重，因此和家長們說明孩童死亡教育的用意是很重要的一件事，然後再依據孩子的特性，來擬定陪伴他們的方式，可以是繪本、遊戲、唱遊或畫畫，用一些能吸引他們的方式來協助。

實際上接觸那麼多孩子後，我發現，家長往往認為小朋友不懂死亡，但對於生命的逝去，其實他們都懂。

用同理心來理解孩童，對小朋友來說十分重要，就算是還不會表達的小嬰兒，對於大人情緒轉折都相當敏感，像小嬰兒哭泣，有時候可能是肚子餓的生理反應，但也可能是因為沒有安全感。他們也許無法表達出「他理解」或是「他很難過」，但在學校、生活習慣和朋友相處的過程，可能會發生一些狀態上的改變，而這些改變，甚至可能會影響他之後的人格發展。

我記得自己來這裡工作的前幾年，曾經參加過自我探尋的工作坊，老師總是問我：「妳為什麼那麼急呢？試著放慢腳步走走看。」一直以來，我覺得是因火象星座，加上O型血，因此讓自己個性很急，直到老師引導我們進行心靈練習，我想到國二的時候，那一年的雙十節放了很多煙火，姑姑的工廠因為煙火發生了火災，那場大火帶走了我表姊跟小姪子，而我剛好回家，躲過一劫。

我記得那場火災，我跟親人們一起上了救護車去急診，表姊和小姪子救出來的時候，是抱在一起離開。當時大家都對我說：「妳又不在裡面，事情過去就是過去了。」可是我一直在想，如果當時死掉的人是我呢？

「妳是不是覺得，自己如果不夠快，就會來不及逃。」老師這樣問我，我點頭回應。其實這件事確實深深影響著我，變成自己個性的一部分，雖然我現在能說出口，但當時還是孩子的我，是不會說、也不懂怎麼說。

因此，為什麼引導小朋友哀傷很重要？有時候面對哀傷，大人能夠迅速恢復自己原本的生活，可是孩童並不是這樣。許多大人覺得，過去的就讓它過去，孩子會成長，能夠自我療癒，其實，如果沒有協助找到適當的出口，怎麼能期待療癒的可能？

一開始我也不太敢引導孩童表達情緒，因為我們知道怎麼安慰大人，卻不知道怎麼安慰那麼小的孩子，不知道他們對於死亡的認知到什麼程度。後來因為自我覺察和為人母的角色，我希望這些孩子能用各種方式表達哀傷，不用刻意，但能讓其往後的生活和性格發展較不會受阻礙。

安寧伴行案例

嘻嘻哈哈的開朗兄妹二人組

有一對小兄妹來到安寧病房時，總是很快樂，嘻嘻哈哈地跑來跑去。他們的媽媽是一位乳癌合併多處轉移的大姊，做了很多化療，頭髮都掉光了，不僅全身水腫，皮膚還變得很黑，從她深邃的五官看得出來，發病前是一位漂亮的美人。病人和先生的感情很好，每次先生帶著這對小兄妹來的時候，都可以看到兄妹倆很開心地說：「我們又要來玩了，等一下看完媽媽，就可以去淡水玩了！」

一開始，跟爸爸談起孩子是否知道病人病況不好時，他一直覺得小孩都知道，婉拒我想跟小孩聊聊的好意。

照顧病人數日後，我再鼓起勇氣認真、嚴肅地對爸爸說：「我自己也有孩子，我覺得要讓孩子面對悲傷，在他們的生命歷程中，這是非常重要的一件事。」他勉為其難的同意，答應在那個禮拜帶孩子過來看我。

◆沒有表現悲傷，不代表不存在

當我把兩個小孩找來時，嘗試用心情圖卡去引導他們說出情緒，妹妹毫不猶豫地抓了代表難過與哀傷的卡片，我問妹妹：「你知道這是『難過』的卡片嗎？為什麼抓了這張呢？」妹妹用稚嫩的聲音，小聲地回答：「媽媽生病之後，我和哥哥就跟著阿嬤，我們沒有爸爸媽媽了。」

「你擔心爸爸不會再照顧妳了嗎？」我問，但妹妹沒有回答。

孩子在面對環境改變時，往往充滿不安全感、對未來感到害怕和無希望。我對妹妹說：「爸爸現在在醫院照顧媽媽，之後爸爸回家，就會照顧你們，變成爸爸煮飯給你們吃，陪在你們身旁。你看，有阿公、阿嬤還有爸爸，大家都有滿滿的愛，會繼續愛你們，待在你們身邊。」妹妹點了點頭。

哥哥直到最後都沒有抽圖卡，我只好請他用畫的表示心情，他選的顏色都偏向灰暗，講話的時候，眼神一直閃爍，後來才慢慢地吐出：「我愛媽媽，可是我很怕媽媽現在的樣子。」這句話觸動了我，讓我發現嘻嘻哈哈的他，原來一直在逃避這個。

小朋友往往沒辦法說出「他感到難過」這件事情，常以食慾不佳、睡不好，或沒有耐性等情形顯露，進一步探詢，阿嬤也表示，兩個孩子近來時常失眠，半夜會睡不著爬起來，精神變得很不好。所以沒有表現悲傷，不代表不存在。

◆不說話也沒關係，媽媽懂你！

在會談時，我對他們說：「如果有一天，媽媽不在了，你們知道什麼是『不在了』嗎？有沒有想過媽媽走了之後去哪裡？」他們說：「上天堂。」我進一步問他們：「天堂是什麼樣子？」小朋友很天真地說：「有漂亮的房子，有很多人，媽媽會在那裡。」藉由這個機會告訴他們：「對，媽媽之後會到天堂，可能沒有辦法跟你們在一起，可是媽媽會在那等著你們，而且你們心裡也會有媽媽，對不對？」這時候，兩個小朋友不停地大哭。

我們帶著他們手牽手走到媽媽的病床前，妹妹很勇敢地說：「媽媽我很愛您，您知道嗎？」大姊沒有說話，可是她手緊握著，哥哥一直都沒有說話不停啜泣，我告訴他：「你沒有說話也沒關係，這就是你跟媽媽的默契，媽媽會懂你要說什麼。」

結束了這次的引導，我跟大哥說：「弟弟、妹妹的狀況，需要讓學校老師知道，他們才能連結學校的喪親兒童相關關懷資源。」因為我們在醫院看到的只是一部分，孩子大多的時間還是在學校，學校老師可以觀察到他在上課、用餐、與同學相處的狀況，這是很重要的。過沒幾天，大姊就往生了。

一年之後，兩兄妹的父親寄了一張卡片，上面寫著：「謝謝醫護人員，現在一切都很好，大家都學習著適應她不在的時光，很辛苦但也慢慢回歸平穩的生活。」

我想，我們每日做的事、陪伴和付出，其實家屬都體會在心中，他們小小的一句感謝、一張卡片，對第一線的醫護同伴而言，就是最好的回饋，也是支持我們願意繼續往前的力量。

06

出院準備服務
勇敢邁向回家最後一哩路

劉萱 護理師

有些家庭中，成員相互間的支持功能較薄弱，面對這種時刻，彼此的衝突跟糾結，可能因著面臨挑戰，更加激化。

此時，醫護人員適時地扮演一些潤滑的角色，給予實際的支持，比如聆聽其心聲，協助資源的媒合與轉介，一起想辦法讓這條路走得較順暢，就能避免相互指責或暴怒的場面發生，其實這些場面，往往只是因為彼此太在意彼此了。

被世界拋棄的母子

早上十點，她用雙手拉著大行李箱，肩上揹了一袋塑膠製的賣場購物袋，和剛滿十五歲的兒子就這樣站在醫院的大門前，等著即將前來的救護車，載著他們一家人，回到許久不見的「家」。救護車的車窗映照出她的模樣，炎熱的高溫、蟬的嗚噎鳴叫和差點從背包內掉落的衣服……。

「一個糟透了的早晨。」我內心這麼想著。

踏上救護車前，陽光斜射在她和兒子的臉上，拉長了母子倆的身影，她為了閃避陽光瞇起眼來，卻突然嗚的一聲哭了出來。

團隊中的一位護理師走上前安撫她，告訴她回家的路，我們都一起打理好了，有任何問題都可以隨時與醫療團隊聯繫。但她始終維持激動的情緒，彷彿止不住的河流，邊哭邊喊著：「全世界都拋棄我，你們也不收留我們一家人，我乾脆帶著兒子一起去死好了。」

不管司機、護理人員、甚至兒子怎麼好說歹說，她就是在大門前哭著不上車，我靈光一動的走過去溫柔地對她說：「阿姨，妳過來看看大哥，妳過來看看他。」

「大哥住了那麼久病房、轉了那麼多家醫院，他好久沒回家了，妳帶著他回去看看，就當作是一家人的短期旅行？」我輕輕拉著她，讓她看看躺在救護車上的丈夫。「如果回家之後，發現有任何自己處理不了的情況，隨時都可以回來。」我向她再三保證。

她盯著救護車裡一動也不動的丈夫看了好一陣子，最後終於點頭同意搭上救護車，帶著兒子跟丈夫一起回家。

離不開思慕的丈夫，也回不了家

她的丈夫是一位五十多歲的腦瘤病患，自從腫瘤壓迫到腦部之後，就再也沒醒過來，雖然活著，但如同植物人的狀態。她非常愛她丈夫，每天無微不至地照顧他，儘管丈夫無法像一般人一樣回應她，但她每天如常的與他說話。

這個病人在我們這邊住了好一段時間，當出院的時機來臨時，我們試著與太太溝通：「要不要嘗試讓大哥回家看看？」她堅定地搖頭，非常抗拒。

她想到一回家，只剩下她跟她先生時，萬一發生了什麼事，她自己不知道該怎麼處理，就感到很無助。我對她說：「我們可以一起想辦法，可以有居家的團隊到家裡一起幫助妳們，若有需要相關器具，無論是電動床還是其它輔具，有專門提供的機構可以協助。」她從來沒有正面回應我，只是不停重複表示這對她來說很困難。

「婆家也幫不了我，我沒有辦法，我一個人就是照顧不了他。」她邊哽咽邊對我說：「那明明也是他們的家人。」

她曾經尋求過婆家的協助，但無法得到實質的幫助，當我們對她提起回家的建議時，她覺得瞬間全世界都要拋棄他們了，醫院不再收留她，她得孤苦無依去面對這些事情。

最後她帶著丈夫嘗試轉院，轉到比較小的醫院後，隔了一陣子又轉回來，這次她回來，多少也知道一直流浪在醫院間也不是辦法，我們嘗試幫她做了許多事前準備與訓練，包括完善的配套措施、居家安寧的轉介，還有最重要的，給她不間斷心理建設及支持。

「直到現在，偶爾還是想著乾脆死了算了，這一切都好難。」她離開醫院前，這樣對我說。

病況相對穩定時，醫療照護需求低、照顧需求高

末期病人因為無法被治癒或緩解，當疾病進展到末期階段的狀態，病況的「穩定」，只是一種「相對性」的穩定狀態。病人的身體就像由幾根搖搖欲墜的柱子支撐著，隨時會有崩塌的可能性。隨著疾病的進展，可以預期病人的生理功能將越來越衰退，照護需求也隨之升高，相比症狀的活躍程度，如：疼痛、呼吸困難、出血，也許可被控制在一個「相對穩定」的狀態下。因此對於家屬來說，照顧需求將越來越高，而醫療照護需求卻是時高時低的狀況，這時候需要考慮的，往往是照顧人力的問題。

站在家屬的立場，可能會希望長期住在醫院，二十四小時有醫護人員陪伴，對於病患和家屬來說，會感到較安心；可是家往往是過去我們生活最熟悉與舒適的地方，當生病後，各種情況的改變，讓我們回不了家的時候，較好的做法仍為嘗試著去解決返家的困難，而不是剝奪了能在家養病的希望。再者，從社會公益的角度來看，安寧病房的床數有限，照護成本相當高，讓相對穩定的病患出去、輪替給症狀更活躍的病患進來，大家才能都獲得照顧與支持。

因此，為什麼出院準備服務那麼重要？對於照顧的家屬來說，如果突然要求他回家，他不知如何是好的情況下，當然會非常緊張與焦慮，若能夠事先告訴家屬：「為什麼我們這麼早就跟你提出院，因為我們將會提出很多準備功課，要幫助你和家人一起來學習照顧這件事。」讓他知道，醫院其實有一套完善的流程，包含怎麼準備、怎麼照顧、後續可以轉介什麼機構，延長家屬的調適期，對於大部分的家屬來說，有了一個方向，知道怎麼處理狀況，出院就不會再那麼心慌。

「階段性」出院心理準備服務

這是一段歷程的累積，不僅僅是一些照顧細節上的預備，心理的建設也很重要。對於家屬和病人來說，出院的心理準備往往是「階段性」的，現在也許真的太困難，還沒辦法面對，那麼轉院或先暫時轉入機構，也未嘗不是個解決方法，一而再、再而三地不斷去找出一個最好的方法……幾次之後，當他們越來越有能力面對這樣的狀況，心理越來越強悍，就有能力選擇帶病人回家照護這個選項。

困難的出院大致上區分成兩種，第一種就是人力的問題，他不知道能夠找誰來一同分擔照護責任；第二個是心理的壓力，就算有了人來一同照顧，主要照顧者的心理壓力還是很大。曾經遇過一個七十幾歲的阿嬤，她說：「雖然家人也會回來幫忙看著，也有外籍看護工一同協助，可是生活裡主要還是只有我和外勞。如果外勞跑去睡了，我還不是要起來處理！只要一聽到他什麼聲音不對，就馬上跳起來看啊，只有我在家裡，我就是擔心啊。」阿嬤曾經為此很抗拒出院返家這件事。對外勞來說，這始終只是一份工作，但對她來說，這是她先生和親人，就算她有能力、也有人幫她照顧，但照顧者本身的精神壓力還是很大。

此時，我們必須透過一些方式讓這些家屬的情緒更為紓緩，當時團隊對阿嬤說：「妳已經做得很好了，我們看到妳做了很多，妳也需要嘗試讓自己放鬆一點。」肯定和回饋她，即使沒辦法馬上讓他們脫離焦慮的狀態，多少還是能讓他們感到較為輕鬆。

出院，一堵恐怖的高牆

印象中有一個家屬，她也是兩個孩子的媽，媽媽生病住院，很勤快地來醫院照顧媽媽。我們很聊得來，她和媽媽的關係也相當融洽，然而當我提到，如果媽媽穩定出院後，該怎麼辦的話題時，她的臉色馬上沉了下來，對我說：「護理師，妳可以不要提那麼恐怖的事嗎？」

回家之後，照顧空間、人力該怎麼辦？後來慢慢理解，為什麼提到回家，家屬的情緒往往那麼不安，有許多他們太不熟悉、太不確定的事物可能會發生，很多時候，回家之路需要有各種不同的考量，比如一旦回家，誰能下班輪替？對每個人來說，這都需要妥協，困難彷彿一堵牆，牢牢擋在那邊。這時候如果跟他們共同參與討論，分析各種因素、給他們一些建議，引介一些資源，告訴他們決定權還是在他們身上，沒有一定要怎麼做才好，病人和家屬，都會相對安心許多。

回家之路，是一趟來來回回的階段性歷程，這段過程的困難很多，也許無法一次到位的馬上回家，也能試著在住院期間，先請假嘗試看看，讓病人和家屬都體驗一下在家的感覺，從中再去聚焦困難與問題的所在，這些都可以互相討論，陪著他們一同思考與解決。

照護現場

「媽媽，我們回不回家？」X癌症末期的老奶奶

「我想過了，還是帶媽媽回家比較好。」一位外表看起來五十幾歲，準備幫老媽媽辦出院的兒子，猶疑不定地走到護理站櫃台，這樣對我說，這是他四天來第七次走到護理站前面更改決定。

第一次跟他提出院的時候，他說要帶母親回家；過了兩天，又說要去機構；再隔兩天，他又走到櫃檯說要回家，就這樣反反覆覆、猶豫不決地走來護理站，又走回去。

「我真的不知道要怎麼決定才好，去機構媽媽會怕，可是回家了，我自己一個要怎麼二十四小時照顧她？」兒子看著我，嘗試徵詢我的意見。

他的母親兩個月前才被診斷出癌症末期，有很多東西都剛開始討論，兒子還沒有時間確認自己的人力、物力，因此每當要下重大決定時，總顯得猶豫不決。

這樣的家屬，需要讓他慢慢思考、討論，適時地提供一些資源和建議，而不是很快地告訴他們該怎麼做，這往往還不是他準備接受的東西。每一次他們下了決定，我都會說：「好啊，你要去機構，我們就來準備申請；你要回家也好啊，我們可以陪你回去看看狀況。」

拋不開責任的枷鎖

有一群家屬是這種情況，他已經做得夠好了，可是一個不注意都會讓他內疚、自責。記得曾經有個將太太照顧得無微不至的先生，夜半太太突然喘起來，早上就離開了。阿姨幾次出入我們病房，一路上，看著叔叔將她照顧得很好，卻因最後的時刻令他自己感到相當內疚，於是我對他說：「叔叔，我覺得一路走來，你真的很呵護她，把她照顧得很好。」本來顯得相當冷靜的他，卻突然哭了出來：「都是我的錯，我昨天就是睡著了，一醒來她就變成這樣，如果當時我不要睡覺，就不會錯過發現的時機了。」

我拍著他的肩膀安撫他：「你真的已經盡力將她呵護得好好的了，阿姨只是時間到了。」

對於某些家屬來說，即使已經做到旁人的模範，他還是可能會怪罪於自己。以末期病人來說，病人的狀況將是逐漸走下坡，不論如何照顧，看著病人狀況越來越糟，對於照顧的家屬來說，可能會是相當失落與挫折的一件事。

有些家屬的家庭中，成員相互間的支持功能本來就較薄弱，面對這種時刻，彼此的衝突跟糾結，可能因著面臨挑戰，更加激化。

此時，醫護人員適時地扮演一些潤滑的角色，給予他們實際的支持建議，比如聆聽其心聲、協助資源的媒合與轉介、幫忙尋求資源或協助分配，一起想辦法讓這條路走得比較順暢，就能避免許多相互指責或暴怒的場面發生，其實這些場面，往往只是因為彼此太在意彼此了。

全世界，只剩我們兩個了……

站在救護車前面大哭的阿姨，帶著丈夫回家後，大概一年多都沒有回來，在家的狀況據居家團隊回報，情況良好，我們原預期可能回去五到七天就會受不住返回醫院，但直到現在都還住在家裡照顧，僅有偶爾短暫的返院治療。有一次丈夫因為身體的小狀況回來住院，我走進病房護理他時，問了阿姨：「妳怎麼來了，有時都掛記著你們呀，我記得妳當時回去的時候，好傷心呢？」

她有些不好意思的笑了笑說：「回去的時候，內心真的很絕望。」

「把他接回去的那天晚上，我想著，就剩下我們兩個了。」她輕輕指著丈夫：「大家幫我們把家裡打掃安頓好後，我坐在病床旁邊休息片刻，靜靜看著我們家的客廳，心裡忽然有所感觸。自從帶著他踏出家門去看醫生的那一刻起，我們就沒回過家了，他生病那麼多年，終於再次回到這個家。」

她很感動地對先生說：「你看看眼前這些景象，跟你離開時一模一樣，我把這個家守得好好的，等著你回來，你也真的回來了。」她說，在那個時候，終於覺得自己的家庭好像又有丈夫了，以前要不就是工作、要不就是趕快到醫院陪先生，連她兒子都跟她說：「我們家以前少了爸爸。可是自從爸爸回家之後，只要回家就可以看到爸爸，不用再奔波到某個地方看爸爸。」

重新擁有這樣的凝聚力，得來不易，必須要更動環境、裝置配備、調整人力等，不管是工作、照護和子女的就學，都需要重新調整和培養，起初可能遭遇許多困難，但是當你發現這個家又能慢慢轉動起來，生出力量，就會明白還是家裡的生活比較熟悉、自在。

醫院畢竟是一個封閉的醫療環境，我們強調安寧病房像個家，但它終究不是家，如果是家，就不需要不斷強調：「它像是個家。」它是一個醫療單位，免不了有統一、一致性的生活環境和步調，看起來好像很安全，但其實很多心靈層面的東西被切得很破碎。每間病房都長得一樣，但每個人的家應當都不一樣的呀。

「我現在覺得當時的決定是對的。」她邊摸著丈夫的手，邊笑著對我說：「其他親人因為這樣來到家裡看他時，家裡總是熱熱鬧鬧，不再是以前冷冷清清的，彷彿是個過站的模樣了。」

安寧伴行案例

以愛伴行的回家之路

「妳覺得什麼是絕望？」躺在病床上，那位年約五十歲的阿姨這樣問我。

她是位骨癌轉移的患者，因為腰椎壓迫到腿部，有一天一覺醒來，下半身就癱瘓了，治療到了後期，醫師告訴她：「我們已經找不到辦法治療了，我建議妳去安寧。」阿姨的意識非常清醒，也正因如此，她說當時的她，感覺到無止盡的絕望。

◆回家看看，因愛成行

身為家中女主人的阿姨，即使躺在床上，也試著指揮他們一家五口的生活，而且對於她所堅持的事情，幾乎沒有退讓的餘地。她覺得自己的身體沒辦法適應公寓的環境，因此每次我們問她：「要不要回家看看？」她都毅然決然地回答：「不可能。」

從一開始來到我們醫院，然後轉去另一個醫院，等到一個月後再轉回我們醫院，在這樣遷移的過程中，終於有一天，她內心動搖了。趁著我在換藥的時候，她一手輕拉著我的衣服對我說：「不然，這次就回家試試看吧。」

這一次的返家，回去了八、九個月，待到兒子都結婚、生小孩才回來病房。

阿姨的先生對她的照顧無微不至，第一眼看到他，很難想像一個男人會那麼的細心，為老婆製作各種工具，臉盆怎麼用、怎麼擺放？都發展出一套專屬的照護流程，讓她在清洗嘴巴、洗臉能夠更加輕鬆自在，夫妻倆一起完成日常生活上簡單卻也艱鉅的工作。

◆找回屬於這個家的樣貌與力量

因為上、下肢都漸漸癱瘓，老公還會每日幫她固定好手機，讓她能夠到了固定時間，就能看到自己喜愛的連續劇。

從阿姨的例子中，我們能學習到，即使是下半身癱瘓的病人，與家人慢慢地調整生活節奏，也能與家中生活接軌，繼續扮演著媽媽的角色，而非只是一個躺在床上的病人。回家之路確實不易，但如果一直待在醫院的環境裡，很多時候，病患與家人的生活也會被切割得破碎。

最後一段旅程，並不僅屬於患者個人而已，也是整個家庭共同參與，試著在這段旅程中，找回屬於這個家的樣貌與力量，是共同陪伴親人走完生命旅程的一個重要經歷，讓家得以在疾病中，依舊健在，依舊能給予我們支持與力量。

07

走向善終，為道別預做準備
末期病人和家屬的臨終時刻

任珮君 護理師

「每當我想念先生的時候，總會想起妳曾告訴我的話，成了一股支撐下去的力量，雖然他離開了，但愛永遠都在……。」

愛與失落都是生命中的養分，當我們擁有愛的同時，也必須學習如何與悲傷為伴。給悲傷的人一個溫暖的擁抱、一句真心的問候，都可能成為一股無形的勇氣，陪伴他們度過每個想念的日子。

說不出口的愛

每次走進姚大哥的病房，燈光總是昏暗，即使是粉紅色的床簾都無法為病房增添一點生氣，疼痛的折磨讓他總是蜷縮在床，不喜歡說話也鮮少睜開雙眼。但因為陪伴，使我們有一段珍貴的談話，並為往後的悲傷撫慰開啟一扇美麗的窗。

「大哥，你都一個人待在病房，會不會感到孤單？」

「沒有辦法啊，因為太太要上班，兒子剛升上國一……。」他慢慢地回答。

過去身為船員的他，經常不在家，累積了一些積蓄之後，孩子也出生了，想要結束跑船生活，於是投資開立公司，卻因為生意失敗，把畢生積蓄都賠光了。

後來，擔任保全賺取微薄薪水，竟然又罹患口腔癌，全家頓時陷入愁雲慘霧。

「當初如果不要那麼貪心，把跑船的錢留下來，家裡就不用過得那麼辛苦了，還讓太太兼兩份差。」他一臉懊悔地說著。

「重擔都落在太太身上，一定讓你很捨不得。你曾經對太太說過對她的感謝和愛嗎？」

「都老夫老妻了，這種話我不好意思說，但心裡真的謝謝她對我不離不棄，從來不曾抱怨過。」那是我第一次看見大哥展露笑容，是那麼靦腆又溫柔。

我一直把大哥的話記在心裡，雖然從沒看過太太，但能想像她是個任勞任怨的人，扛起了所有壓力卻從不言苦。

然而，在幾個月後的會診名單上再看到大哥的名字時，他已經在加護病房了，全身浮腫並插滿了管子，面臨要不要繼續洗腎的抉擇，如果選擇不洗腎，生命大概只剩兩週左右。

「也許洗腎可以讓他撐一段時間，但不能治好他的病，甚至可能會帶來更多痛苦！」家庭會議上，我們詳細地和太太及姐姐說明病況。

「他之前有交代過最後一段路不要辛苦，雖然很心痛，但我尊重他的想法，就讓他順其自然吧！拜託你們幫忙減輕他的痛苦。」那是我第一次見到太太，滿溢淚水的眼眶裡帶著堅強和不捨。

會議結束後，我靜靜地陪在太太身邊，她的淚撲簌簌地像無法停歇的雨季，心裡有股聲音告訴我，若現在不代替大哥說出內心的愛，以後再也沒有機會了。

「大姊，我是安寧共照的護理師，之前在外科病房照顧過大哥，有些話我想代替他告訴妳。大哥覺得很對不起妳，這些年讓妳吃了很多苦，但妳從來沒有喊過一聲苦，他很愛妳也謝謝妳的付出……只是不知道該怎麼說出口。」當下，她只是默默地點點頭。

幾個月後的中秋節前夕，我接到大姊的來電，她的聲音就像大哥形容的一樣溫柔。

「我很好，只是很想念，這是第一次沒有先生陪伴的中秋節……他走後的日子，我變得沒那麼忙碌，每當下班時想到他已不在醫院裡等我，心裡很酸。想念他的時候，就想到妳曾告訴我的話，成了一股支撐下去的力量，雖然離開了，但他的愛永遠都在……。」在電話這頭的我，不禁紅了眼眶。

愛與失落都是生命中的養分，當我們擁有愛的同時，也必須學習如何與悲傷為伴，為悲傷的人創造一個安心的空間，給她們一個溫暖的擁抱、一句真心的問候，都可能成為一股無形的力量，陪伴著她們度過每一個想念的日子。

走過悲傷，病人和家屬的情緒照顧

大學畢業就到馬偕醫院服務的我，從安寧病房一路到安寧共同照護，至今已邁入第十六年。常有人問我：「為什麼會選擇這份充滿悲傷和淚水的工作？」、「妳對死亡應該麻痺了吧？」

事實上，這份工作帶給我豐沛的溫暖和成就感。身為一個安寧護理師，除了盡力讓病人在離開前不受疼痛和症狀所苦；在心理層面，也希望他們都有被照顧、被支持的正向感受。死亡讓人覺得被撕裂和絕望，因此協助病人和家屬好好道別顯得格外重要，引導彼此說出內心的愛和抱歉、留下愛的書信或影片、一起去完成心願……。當我們一起經歷悲傷、感受悲傷後，才能漸漸領略生命正以不同的形式繼續與我們連結，死亡雖然帶走有形的軀體，但摯愛的親人會永遠活在內心最柔軟的角落，讓我們永遠想念。

一通深具意義的電話

當疾病粉碎了原本平靜的生活，死亡無聲無息的到臨，我們必需要給這樣的衝擊一個空間和時間，讓失序的生活得以重新排列，讓痛苦被接納。

「任小姐，我知道妳才剛離開病房，可是我太太剛剛又大出血了……。」電話那頭是一位焦急的先生，突發的出血讓他驚慌不已。

當病人及家屬面對無法預知的病情變化時，那份沉重的害怕及無力感，是多麼希望有人可以伸出雙手一起承接這些巨大的壓力。

五十歲的王太太，診斷為胰臟癌末期，因為腫瘤侵犯血管而不斷地解血便，隨時都有可能休克而死，當我和病人談起死亡，她輕輕地說：「沒關係，兒女都長大了，責任都盡了，但我好怕痛，拜託讓我沒有痛苦地離開就好。」在一旁的先生臉上堆滿焦急和不捨，六神無主的神情令人心疼。

眼見著出血對生命的威脅，我們立刻與她們討論治療方向及對臨終的準備，包括止血的方式、大出血時對使用鎮靜劑的想法？如果病況不佳，是否接受轉到安寧病房善終？大哥一聽到安寧病房，臉色馬上垮下來，認為去安寧病房就是等死，那是一個看不到希望的地方。

後來，止血藥物很幸運地奏效了，但排山倒海的症狀卻層出不窮，每出現一個新的症狀，王大哥就像熱鍋上的螞蟻，無法工作和嚴重失眠。

「518病房的那位大哥，今天打了五通電話找妳，但他不說什麼事，執意要找到妳不可……。」從演講場合趕回來的我，經由同事的轉告，意識到不對勁，於是撥通電話給他。

「王大哥，你今天找不到我，一定很心急，什麼事讓你這麼擔心？」

「任小姐，我錯了！之前一直拒絕去理解安寧病房的照顧，甚至當妳解釋時，我還擺臉色給妳看。今天我太太的狀況更不好了，我才發現是我放不下、太自私，以為不去安寧病房，她就不會死。」

大哥接著說：「我也要跟妳道歉，其實妳說的我都懂，但我卻一直問相同的事，因為我多麼希望有一次妳會告訴我，太太還有好幾年的時間，她不會這麼快就會死……但妳沒有因此就不理我、不幫忙我，反而花更多時間來聽我的煩惱。」

在陪伴的歷程中，我一直期許自己能夠真誠地去分享彼此的想法，引導病人和家屬漸漸接受疾病的進展，並轉換看待生命和死亡不同的眼光。而面對複雜的悲傷情緒，最重要的便是傾聽，與他們的苦同在。一旦願意彼此信任，讓這份辛苦被懂得、被看見、被理解，才有機會讓原本綳緊的情緒得以鬆動和宣洩。

用愛，打破窒息的情感空間

「森永哥，你真的很辛苦！」

「我不辛苦，只希望你們可以幫我安慰媽媽，因為她一直沒辦法接受我的病不會好了。」他勉強發出聲音。

森永大哥生病前是一名業務員，三十九歲時被診斷胃癌末期，腫瘤讓他沒有辦法再正常進食，嚴重的腸阻塞造成疼痛及噁心嘔吐。

家中原有四兄弟，父親和兩個哥哥都先後去世，如今只剩下他和弟弟，母親承受著深愛的男人們陸續離去，長年的悲傷映在她瘦瘦小小的身軀上，更顯孤單。我也更加小心翼翼，深怕再有一次壞消息，會將她徹底擊垮。

◆從念念不捨到願意放手

每次走進大哥的病房，彷彿進到被一塊黑紗籠罩的空間，有種快要窒息的感受，媽媽總是站在病床旁，眼神鮮少正視走近的人，手上拿著一本藥師佛經不斷地念誦，每次與媽媽打招呼，都像要從另一個世界將她喚醒。

「我媽媽，就像是妳丟石頭到一口深井裡，等不到回應。」他曾經這麼形容過母親。

隨著病情的變化，使我不得不加快腳步，希望能對媽媽進行善終準備。

「阿姨，有件事想要跟您談一談。」

媽媽愣了一會兒，才慢慢放下手上的佛經，好像終於意識到，總要有人告訴她，森永大哥將會發生什麼事情。

「阿姨，我知道跟您講這些話，會讓您很有壓力，但是森永真的很捨不得您，他知道您非常辛苦，但是他的治療走到盡頭了，生命可能只剩下幾週的時間。」媽媽靠著牆啜啜哭泣，口中開始念起佛經，我在旁邊靜靜地陪著她。

「沒辦法再做化療或免疫治療嗎？」過了好幾分鐘後，她默默抬起頭問。

「大哥的體力已經承受不住了。」

「這樣就不要做了，讓他比較輕鬆就好。」

「阿姨，同樣身為母親，要和心愛的兒子分離真的很痛，但我希望妳知道，這一段難走的路有我們一起陪妳走！我們也一定會照顧大哥，讓他最後的時間沒有痛苦。」我們看著對方淚流不止。

◆臨終時刻，圓滿的道別

這段對話，讓我們之間的關係變得緊密，媽媽原本黯然的眼神裡多了幾分笑意，過去絕口不能提的死亡，慢慢地在照顧的日常裡準備。我看著這樣的轉變，由衷地感謝上帝願意在我們的身上增添力量，也感謝彼此，願意讓難以啟齒、不能碰觸的，都打開了門，等待我們去圓滿。

「媽媽，生日快樂！對不起，這是我幫您過的最後一個生日，以前您過生日，我們都聚在一起，帶您去想去的地方、吃您喜歡的東西，但以後沒辦法陪在您身邊了……媽媽我愛您，謝謝您照顧我。」看著他們擁抱、看著他們道別，我內心有好多好多感動。明明死亡是這麼令人討厭，但當我們有勇氣接受它，就能慢慢拉開厚重的保護罩，讓陽光透進來。

死亡是有形關係上永恆的失落，專業人員應協助營造一個支持、安全和全然接納的氛圍，不躁進也不強迫，依照每個人的步調去探索和協助適應死亡的課題。雖然痛苦不能完全被抹去，但當我們願意傾聽和陪伴，心裡的感受就有機會被表達，痛苦和不捨就能找到一處柔軟之地被安放和照顧。

08

幽谷伴行，傾聽陪伴的練習
頭頸部癌症的護理與同理

黃淑真 專科護理師

深夜時分，我經常發現這些罹患頭頸癌的大哥們一臉愁思，輾轉難眠。白天時昏昏沉沉、沉默不語。當夜幕低垂時，思緒翻騰難成眠，偶爾會按下服務鈴，想要找人陪伴，看看他們身體的傷口，聽聽他們內心的傷痛……。

此時，最重要的是當一名稱職的傾聽者。罹癌者除了需要醫護人員的照顧同理，更需要有家屬的陪伴參與，給予病人支持與關懷，讓他們更有動力面對及走過生命幽谷。

深夜幽谷，輾轉難眠的人

凌晨三點半，醫院被一種寂靜感深深包圍，連細微的腳步聲都被放大好幾倍，此時響起的護士鈴顯得特別大聲，令人一陣心驚，我深深倒吸一口氣，趕緊推著工作車往病床跑去。

「淑真，今天很痛，我好痛啊……。」

平日話不多的大哥，此時卸下他的防備，把身體和內心承擔的痛苦，全部傾瀉出來。

在他頸部有幾個大小不一的腫瘤。有的已經破皮，紗布上有黃綠相間摻雜血褐色的分泌物汩汩流出，還帶著重重的異味。如變形蟲般盤踞頸部的腫瘤也影響了肩頸的活動，疼痛、失眠、煩悶。中年的他，坐困愁城。

「你現在很不舒服，我知道過去的你日子也不太好過，如果你想說，我會在這裡……。」我一邊慢慢說著，一邊幫他輕輕擦去腫瘤傷口所流出的分泌物。

頭頸部腫瘤患者，有繼高比例是勞工朋友，他們的工作有貨車、卡車司機，或是建築工地的水泥工人……，長年處在辛勤勞動的環境中，抽菸、喝酒、吃檳榔，或是飲用維士比、保力達B這類提神飲料，常是相當重要的慰藉。他們的個性與表達通常比較直接，如果能懂得他們的語言，其實跟他們當朋友並不難。

身為一名腫瘤護理人員，需要具有高敏感度及良好的觀察力。

走進病房時，我會先觀察病人身體的外觀有無傷口，即使沒有開刀，某些腫瘤也可能因為腫脹外露，進而影響到器官功能或身體的感覺。

當視覺、聽覺、嗅覺、味覺、吞嚥咀嚼、呼吸功能或語言表達都連帶受到影響時，人的生活品質與生命肯定會受到一定程度的不便與傷害。

一般癌別的腫瘤長在身體裡面並不會被看見，而頭頸部腫瘤常是外露的，腫瘤本身會釋放出一些分泌物，那些發炎、潰爛的物質，常伴隨難聞的氣味。

因此，進行照護的時候，需評估病人是否有傷口，有無異味或流出分泌物，傷口的清潔跟護理常是照顧的重點，並會搭配使用精油、空氣清淨機或特殊敷料，來吸附分泌物及減緩異味。

別怕，我和你站在一起

深夜時分，經常發現這些罹患頭頸癌的大哥們一臉愁思，輾轉難眠。白天時昏昏沉沉、沉默不語。到了夜晚，思緒翻騰難成眠，偶而會按下服務鈴，想要找人陪伴，看看他們身體的傷口，聽聽他們內心的傷痛……。

癌症治療依疾病部位、嚴重度、病人年齡，以及其家庭或個人因素等不同考量，經醫師與病人及家屬溝通解釋後，選擇最適當的治療方式。一般而言，癌症治療有放射線治療、手術、化學治療、標靶治療、免疫療法等，因癌別不同而有不同考量。而頭頸部癌症的治療方式，由於位置較為敏感，相對於其他癌別會出現較明顯的身體改變，當容顏改變，頭頸部或臉上的傷痕成了記號，也較易釋放罹病的訊息。

傷口大小也會牽涉到病人的生活品質。小傷口還能自我照顧，但當傷口和腫瘤擴大，開刀做了氣管切開術或裝設鼻胃管時，身體外觀不同以往，導致身體心像（body image）改變，尊嚴受到打擊，也可能影響到他人的直接觀感，若患者心思細膩敏感又較在意他人想法時，甚至連走出家門的動機都變得薄弱了。

這段疾病的心路歷程極其辛苦，此時，前線的護理人員扮演了極重要的角色，藉由實際身體照顧、傷口護理、互動和關心，讓患者知道：「別怕，我和你站在一起！」

如果病人生活還能自理，可由護理師示範衛教，一邊帶著病人做一遍，學習傷口的自我照顧。

「我們先用消毒液消毒傷口幾次，清潔之後再塗上藥膏，加上敷料，用紗布輕輕地覆蓋上去，最後再用紙膠加以固定，每天練習，多練習幾次，相信你慢慢就可以學會了。」我拿起鏡子對他示範著，大哥在一旁靦腆地笑，我知道，他漸漸接受我了。

和病人站在同一陣線，能夠較快速地和他們建立關係。

當疾病發展至末期，病人已無法自我照顧，此時會請家屬協助進行傷口、鼻胃管，或造廔口的照顧。

「啊，我不敢哪，這樣會不會弄痛他啊？」

有些家屬突然間看到會很震撼、不敢觸碰，需要多次引導，給他們一段時間接受與學習。

「不會的，我做一次，下次你可以試試看！」

我輕聲地鼓勵家屬，以引導方式使他們願意伸出手來學習照顧。

尤其到了出院前夕，家屬需要花更多心力學習接手，不只要慢慢建立病人的勇氣，照顧者本身的心理素質也要培養起來，雙方才能夠一起面對。

親情拉扯，病人和陪伴者的糾葛

每位患者的治療與照顧，都是獨一無二的「幽谷伴行」。家屬要陪著病人面對生命的低谷，而非只單靠醫護人員陪伴走過這段過程。

可惜的是，有時臨床上常只看見患者的需求，而忽略家屬也需要被照顧。

曾聽過某些家屬說過：「我為了看顧他，把工作都辭掉了……。」或是「以前他對家庭並沒有負起責任，脾氣一來就大吼大叫，喝酒、打人、打小孩，不高興就離開家，為什麼現在還要拖著我？」這些情緒和情感上的糾葛，往往造成照顧上劇烈的拉扯。

陪伴與照護極為辛苦，需要全神貫注在病人身上，照顧者有時無形中會忽略自己和其他家人的需求。長期向公司請假，可能造成工作開天窗、交接出紕漏；或是無力照顧父母、小孩，導致心裡對其他家人感到愧疚，身心都承受莫大壓力下，疲憊感與日俱增。

「你真的很不簡單，過去的家庭生活是如此辛苦又不溫暖，但是你現在還願意來照顧他，實在是很不容易啊！」

此時，護理人員不只陪伴病人，同時也適時對陪伴者伸出援手，給予正面的支持與關懷，讓他們更有動力一起向前行。

聽出憤怒背後的不安

「鏗拎框啷——」桌面物品全部應聲倒地，碎成一地的玻璃，猶如病人心中混亂的思緒。

「王大哥，怎麼了嗎？是不是不舒服呢？」

接到隔壁床的按鈴求救聲，我急忙衝往病房。

「我好痛苦，讓我趕快了結吧！」等我到了病床邊，躺在床上的王大哥撇過頭去，一臉不悅，帶著怒氣說出這句話。

除了病人情緒上的抱怨，臨床上也曾遇到病人或家屬直接對護理人員無理謾罵。遇到這種狀況時，要待對方發洩情緒後，再作進一步詢問：「你究竟在氣些什麼呢？」有些人發洩情緒後選擇默不作聲，亦有心情平復後願意表達是因身體不舒服，或是氣家人都沒有來探望，亦或是對自己生病造成家人負擔，而感到無比自責等情緒。

罹癌這件事，讓生命跌落谷底，如同黑夜漆黑無光。

罹病者身心上有種種的壓力和擔心。孤獨、委屈，對人生有許多的疑問、埋怨，有時在護理人員貼身照顧或進行傷口護理之時，正好觸動那隱隱欲動的地雷，那滿溢而無法再承載的高張情緒，使得他們不吐不快。

對多數人都會逃避的事，身為護理師的我們，反而覺得是個契機，當病人發洩情緒時，就好似一道門被開啟般，讓我們能藉由類似情境，把握住機會，試著了解及走進對方的心中，並看見憤怒的背後，其實有好多心情想要訴說，好多故事等待傾訴，而我，就是那個傾聽者。

同理相伴，走過未知恐懼

一位年輕男孩走到護理站，表示他是某某床位病人的兒子。

「我爸爸一直喊痛，不知道還有什麼辦法能夠幫他止痛？」他的臉上充滿憂愁，遮掩了青春本該有的光芒。

「你是劉大哥的兒子吧，我知道你很關心父親的狀況，醫生已經探視過你父親，也開立好醫囑，止痛藥的劑量已經做過調整了，我們馬上要過去給藥了……。」希望這樣的回答，能夠稍稍減輕他的擔心。

頭頸部癌症患者有時會遇到某些特別難處理的問題。

有些病患的疼痛極重且極難緩解，當調整了嗎啡、安眠藥、輔助性止痛藥，或是進一步會診精神科、麻醉科、神經科……，之後症狀卻仍無法改善，病人還是每天不舒服時，就屬於較為棘手的「困難個案」。

這類持續疼痛的病人需要反覆關照，尤其是當病人意識清醒，對其身上的症狀感受會特別強烈。在日復一日的疼痛及失眠的夜晚裡，或是呼吸道受壓迫導致難受又費力的呼吸，甚至常伴隨著喘鳴音，再加上無法預料的大出血，使得他們在走向臨終的過程時往往無法保持平靜，格外使得病人或家屬在身心靈層面上都遭受極大的折騰，因此需要很多的評估、用藥、陪伴、諮商與支持。

我清楚明白在照護的現場，罹患重病會使全家人籠罩在陰影之中，家屬其實同時也在受苦。患者覺得「是我拖累了家人，我不能再造成家人的負擔了！」情緒上撐不住，出現想要自我了結，停止痛苦的念頭；然而在家屬這端的感受上卻可能是「是不是我沒有把你照顧好？」彼此心裡全是些負向、不健康的思想，並導致情緒相互影響。

安寧緩和醫療始終期盼「生死兩相安」，如果家屬回憶起當初家人是不平靜離世的畫面，相對而言，在日後也較難度過傷痛。

我們希望這些事情可以減少，可是也必須勇敢承認疾病照顧有其困難，因為有太多突發狀況無法預期。特別是心裡知道死亡就在前頭，可是卻不知道那日子何時到來，這種未知的恐懼，也常會加深心中的不安。

唯有同理這種思緒、理解彼此的害怕，才能使病人和家屬一起走出陰影，重新引進陽光。

突發狀況，陪伴家屬預做心理準備

我收拾起被大量鮮血染紅的床單，凌亂的用品，沉澱自己的心情，我知道，又一個熟識的朋友，回天家了。

在醫療前線看過太多病人來來去去，其實一直沒能習慣這些傷心事，只是慢慢地讓自己接受這樣的狀態，畢竟人生如客旅，有一天，生命總要走到終點。

然而，對於視為骨肉至親的家屬，親人的逝去往往是沉重的打擊，面對巨慟，內心的波瀾起伏可正如大海翻攪不停啊。

頭頸部癌症在臨床上常見的問題是傷口感染、敗血症，或引發極危險的腫瘤大出血和呼吸道阻塞，甚至有些人會突然因阻塞而猝死。

「快、快！XXX 病人出血了！」

臨床上發生腫瘤大出血時，絕對是一場震撼教育！

救護過程十分驚心動魄，那驚悚和血腥的畫面，說得可怕一點，儼然像是個命案現場！

有時則是可預期的出血。

病人的腫瘤面積極大，換藥時都能輕易看到血管在眼前明顯跳動著，死亡的味道近在眼前，步步逼近，就像顆未爆彈般，彷彿可以預知不久的將來可能會有恐怖的大出血就要發生。

因此，對於已經顯露於外的大腫瘤，一般建議會診放射線科進行血管攝影，用以評估預防性的處理方案，同時向家屬及病人說明及溝通，若血管突然發生破裂大出血時，該做哪些處置，並預做心理準備。

事情發生當下，醫護人員絕對不能驚慌，必須保持鎮定與理智及時進行處理，團隊合作彼此搭配，有人負責處理病患，另外也要有人陪伴家屬。對病患傷口及出血點進行加壓、施打止血針（但常無法發揮效果）、墊上深色布料吸附滿溢的血水，以減少畫面帶來的驚悚與震撼。

因腫瘤破裂的大出血多半很快便帶走了病人的生命，此時家屬情緒哀戚，失去親人的他們摀著嘴巴、掛著淚痕，更有的早已泣不成聲，瀕臨昏厥，喪親之慟殘忍地啃噬著他們的心靈。此時，一定要有醫護人員在家屬身邊安慰及陪伴。

對於這樣血淋淋的告別方式，即使是心理素質再強大的人也會受傷，甚至還可能成為終其一生的沉痛回憶。如此慘烈的離別畫面，在心口上劃下一道難以抹滅的傷痕，內心的創傷，久久不能釋懷。為關心這些失去親人家屬的心情，馬偕紀念醫院舉辦支持團體，邀請家屬回院參加週年聚會，提供資訊與支持，聚一聚、聊一聊，希望能將心中的哀痛轉化為美好的祝福。

六全照顧，建立支持的橋樑

當病人願意談論自己的治療過程及面對死亡的心境時，更要把握機會進一步和他聊聊，讓他說出內心真正的想法，另一方面也要關心家屬的情緒，家庭照顧的能力、資源，對患者心願的完成及後事準備等相關照顧過程細節之討論。

另外，亦需評估提供協助的部分。若要出院返家，有無電動床、製氧機、抽痰機等儀器之使用及租借等相關資訊的提供，若有經濟壓力時，則會轉介請社工師協助評估，如何申請減免及進行經濟的補助。

當病人情況穩定可以出院，我們會啟動居家服務，由居家護理師及社工師安排時間前往病患家中探訪，並告知聯絡方法：「有任何問題，隨時打電話給我！」使病人和家屬都能夠安心在家療養，持續「六全照顧」的核心宗旨，包含全人、全家、全程、全隊、全社區、全心，提供病人和家屬的身心靈全人層面最好的症狀控制和照護需求。

近身相伴，視病猶親

還未進入護理工作之前，我聽見人們對護理師的想法——溫柔體貼、善解人意、無私奉獻等，特別是護理之祖南丁格爾（Florence Nightingale）的故事，更深深影響著我，也使我對於護理工作心生嚮往。

南丁格爾女士拿著油燈巡視前線軍人的圖片，深深激勵我成為助人者的決心，但是，我要如何成為助人的角色呢？在我的心中，成為一名護理人員，是最快可以幫助他人的角色。於是小小年紀的我就跟父母說：「我未來要成為護理人員！」

「當護士很辛苦唷！」母親這麼說著。

「妳要把別人的父母當作自己的家人來照顧！」父親用極殷切體貼的眼神與口氣提醒我。我深深感謝父母的支持與祝福，今日的我才能為這份信念持續前進著。

護理師的天職是照顧人——進到醫院，接受護理人員照顧，同時牽起社會與家庭的網絡，形成一張照護網，讓病人與家屬得以安心，延續一份溫暖、激勵人心的力量。

個人從事癌症護理，到今年已經邁入第二十六年了，過去照顧過許多病人，認知到苦難永遠都是人生的一部分，但我從互動和學習中，體會到苦難背後的意義。

工作過程中難免有倦怠，有些來自臨床的照護量，有時是感受到體力的限制，有一部分則來自機構，行政、管理等庶務瑣事影響，有時情緒上也不免波動，然而這都不足抹煞我對護理工作的價值與意義的看重，對於這些影響，透過信仰的力量讓自己安靜沉澱，回歸初心，重整步伐，繼續向前。

我體會到每天所接觸到的，不只是病人的身體，還包括更深層的心理與靈魂層次，身為一名護理師的職分，讓我可以緊密地在一個人的身旁，近身看到人生各種樣貌與故事，有感人的、有殘酷的，我也知道唯有被完全的信任與了解，才可以近距離與一個靈魂互動，認識對方的生命，知道他生命中的日常點滴，願意傾訴心中的遺憾與美好。能參與生命末期的照顧，在我看來，是非常難能可貴的事。

「我為何要從事護理工作？」原因無他，因為這的確是值得做的一件事！

安寧伴行案例

刺青的大哥，溫柔的漢子

「大出血了！快找人來幫忙！」

我鎮定地一手拉起工作車，一手抓起深色布料，趕往病房。

過去早已見過那麼多次的出血場面，而我最忘不了的卻是他。

病床上的他是個中年大哥，憔悴虛弱地躺著，在他胸前的刺青，若沒特別說明，很容易誤會他過去應該是個「兄弟」的背景。他的輪廓分明，濃眉大眼，鼻樑高挺，帶著病容的臉龐還隱約可看出他的斯文外型。

他的工作是大卡車司機，四十多歲的他，單身未婚，南來北往闖蕩著，日子過得好不逍遙。而今他卻因癌症多次復發，再加上頸部一個大腫瘤的傷口，使他鬱悶沮喪地受困於病床上，承受著身體的劇變和心裡的恐懼。情緒低落的他封閉自己，不願再多談過往。

兩年多來他反覆住院接受治療，在多次照顧的過程與互動中，我慢慢認識他，漸漸知道，在那剛毅瀟灑的外表下，他其實有顆善良敏感的心。

◆刺上愛人的臉，不願忘記的證明

我記得他很多事情。

記得他的母親已經六十八歲，年邁重聽，總是微微駝著背，陪著虛弱的他來到醫院；記得他的妹妹結了婚，忙碌於家庭與工作之間，鮮少與他見上一面；記得他進出安寧病房的這兩年，在幫他打針的時候，衣服掀開的瞬間，胸前有片刺青，刺著一位女人的臉龐，以及半朵玫瑰花。

「你的刺青是什麼意思呢？看來跟別人不太一樣呢。」我試著詢問。

「原來妳有注意到啊……。」他難得笑了，大概覺得我是少數可以理解他的人，於是開始跟我說起刺青的緣由，那位深愛卻無緣的女人。

我靜靜聽著，再一次感受到病人的真性情。

刺青，為了紀念他的愛情。

無法共度一生，有緣無分，只好把心上人刺在胸前，一生想念。

他的病越來越重，淋巴阻塞影響循環，眼睛臉頰逐漸腫脹，過去沒見過他的人，無法想像他曾經的帥氣。

想要多陪高齡老母，他勉力接受治療，但是疾病如洪水猛獸般兇猛，如今的他只能用筆談和眼神點頭搖頭示意。

他早已不在意因刺青被誤會，他的人生，被誤會的事太多，失去的太多，愛情已經不在，連健康也已遠離。

我與這位大哥曾在他病床邊，有過一段非常交心的經歷：

「我牽著你的手，述說我這兩年來對你的認識。

你的認真、你的感情，你過去治療過程的辛苦，你對老母親的掛慮……，我說謝謝你願意對我分享人生的種種，你牽起並握住我的另一隻手，用你發脹的臉，微笑著，輕輕點點頭，用唇音對我說：『謝謝……。』

我忍住淚，回應你：『你的感謝，我收到了並收下了，你是真誠勇敢的人，我會牢牢記住的……。』你回應我，握緊了拳頭，用拳頭輕拍了你的胸口幾下，意思是說，你也收下我的感動和感謝……，你輕拍胸口那個動作，讓我更想哭了，不知你是否看見我眼角的淚光，那一天，我含淚走出你的病房，心疼地想著我眼前的你，實在是個溫柔的漢子。」

在我眼中，像你這樣的人，比起讀很多書、擔任高官的人，更顯得重情重義。

刺青的你，是做工的人，受的教育或許不高，但付出勞力工作打拚、與人來往時，肯定真心誠意。

我想記下你握住我手時的溫暖，還有輕拍胸口時所帶給我的感動。還有，你胸前那紀念愛情的刺青，和你的帥氣。

◆生命倒數，走進彼此心中

看著病人日益衰弱，他的生命正在逐漸倒數，明眼人都能看出他即將向這世界告別。難以避免的大出血，染紅了整片床單。一個再尋常不過的日子裡，他以最劇烈的方式離去。

難以忘記他老母親那充滿心碎的表情，痛失愛子的老人家佈滿淚水的臉龐，實在讓人揪心不已。我不願意再仔細描述，但我想這一生見過一次，那就夠了。

我無法掩飾這份難過，畢竟兩年的照護過程，已經慢慢建立起彼此信任的關係，我深深謝謝他，讓我藉由陪伴走進彼此的心裡，讓他人生的末了不是只有疾病和苦痛，還擁有了友誼和關心。

在為他做遺體護理的時候，再度看見他胸前的刺青，與他互動的畫面好像歷歷在目地浮現眼前。他的生命與愛情，確實刻印在我心中。難以忘懷與他生命最後的伴行。我檢視這段照護過程，我對他的認識、理解、我曾如此靠近他最脆弱、最敏感，也是生命最美好的部分。

我也確信，我極貼近他的心。陪他走過這段路，是我用心伴行的證明。

我再一次問自己，為什麼護理工作可以讓我投入如此長久的歲月？為何還能繼續吸引我？

原因就在於，雖然工作不免疲累，但我卻有機會可以如此貼近一個人，就好似進入至聖所一般，看見來自於「一個人完整的形象」，而不是因為疾病，診斷是癌症，心臟病、高血壓、肝硬化……，而是「他」，是一個具有靈、魂、體，完整的人！

特別是在生命末期，安寧照顧對生命的身心靈全人照顧，對於生死兩相安的核心價值的實踐，更再次印證了護理工作的美好意義。

悲喜交織，繁華落盡，人的生命終將向遠方走去。

多年臨床工作，與病人及家屬互動裡所帶給我的滋養與擴張，讓我深深感恩，他們如同獻祭般付上極重代價，用寶貴生命教會我的生命課題，貴重如珍寶，使我生命更加成熟也逐漸茁壯。身為助人者角色的我，其實反從工作中獲得更多的助益。

珍惜每一次的相遇，以及彼此生命交會時所互放的光芒和能量，帶著所習得的一切，我將繼續在安寧緩和護理的路上繼續前行，並且深信，若是有緣，未來的某一日，我們必然再相見於天涯的另一端！

09

安寧使者，天國的助產士

給無人照顧者的腫瘤潰瘍照護

廖雅凡 護理師

親人的陪伴慰藉，往往能帶給病人支撐下去的力量，然而，如果沒有親人陪伴的人，可能是遊民、被拋棄、無人照顧的人，只能詢問他們目前最想解決的事是什麼？再進一步提供協助。

同事曾說自己是名「送行者」，但我更喜歡稱自己是「天國的助產士」，專門催生天國的寶寶出來，把祝福送給臨行的人。

江蕙歌聲，溫暖這群無家者

「想請問一下，不知道妳都在做些什麼呢？」有對感情很好的老夫老妻，我時常看到這位太太拿著錄音筆一直在講話，令人無比好奇，於是問了她。

「先生一直害怕死亡這件事，所以我想出了一個方法，打算自己錄一段話，放在他的床邊重複播放，讓他隨時都能感受到我的陪伴，希望能藉此減輕他的害怕……。」

一般到了臨終時刻，多半都會依著病人的宗教信仰，播放佛經或詩歌，這位太太反而是用著自己的聲音，讓伴侶安心，這真是一個好辦法。

我心想，在走向死亡的過程中，有個熟悉的聲音一直在耳邊，無形中就會使躁動的心情，相對平靜下來，加上有位深愛的人陪伴著最後一段路程，那該是多麼幸福的一件事！

然而，當我感受到一股暖流湧向心頭，卻使我想到另一個問題，那些沒有親人的無人照顧者，他們同樣會害怕和無助，但沒有人陪伴，也沒有人給他們說說話，那麼又該怎麼辦呢？

「啊！我無醉我無醉無醉，請你不用同情我，酒若落喉，痛入心肝，傷心的傷心的我，心情無人會知影，只有燒酒了解我……。」

有位五十歲的口腔癌病人，平常都是獨來獨往，不見任何家屬來探訪，當我每次開始準備換藥的時候，他會隨手打開收音機，剛好從廣播放出江蕙的歌曲。

「這首我有聽過，是江蕙的歌！你是不是很喜歡她？」我試圖開啟話匣子，慢慢地和他建立關係。

「沒人了解我啦，只有江蕙的歌聲，可以唱進我的心肝內！」大哥一邊翹腳打拍子，一邊狀似瀟灑地說著，但其實我明白他的內心感到孤立無援。

江蕙的歌聲，能夠帶給他如此大的力量，使他在面對換藥可能帶來的疼痛下，可以放鬆下來，我就升起一股感動，謝謝歌手用歌聲陪伴這群孤單的靈魂，溫暖這些無家的人。

我不懂你？但我會照顧你

「我已經死到臨頭了，為何還要拖這麼久？」、「生命對我而言，已經不具任何意義了……。」大致上來說，罹患癌症或末期病人通常會有一些負面想法，甚至是尋死的念頭，此時，最重要的一件事，就是協助幫忙找出病人的生命依附，才能讓他們好好地走向善終。

親人的陪伴慰藉，往往能帶給病人支撐下去的力量，然而，如果沒有親人陪伴的人，可能是遊民、被拋棄、無人照顧者，只能詢問他們目前最想解決的事是什麼？再進一步提供協助。

由於這些遊民、無家者，過去已經習慣了自己一個人，自主性極高，覺得凡事可以自己來，再加上罹患頭頸癌改變了身體形象，同時散發異味，因而感到慚愧自卑而更加封閉，於是這類的病人相對沉默許多，對於旁人的善意協助，一開始通常會採取拒絕的姿態。

因此，在應對的過程中，多採用歡笑、關心的方式對話，慢慢調整他們對我的態度，避免硬碰硬，因為唯有打開他們的心房，才有辦法給予實質的幫助。

有位罹患頭頸癌的遊民，因為氣切不太能說話，個性也比較孤僻，不願對別人敞開自己，也不太願意多說些什麼，我只好更加耐心地透過筆談、肢體、口形，來和他進行溝通。

「大哥，還會痛嗎？我這樣換藥，有沒有比較舒服呢？」我試著跟他對話。

「ＯＯＸＸ@@%%＋#……。」大哥含糊地說了一串話，伴隨著比手畫腳。

「大哥，可以再說一遍嗎？」我一臉不解地望著他。

只見他把手揮揮，流露出「算了，妳不懂」的表情，想要把我打發走，著實令我相當沮喪挫折。

「大哥，現在可能不是很了解你想表達的意思，但我會盡力照顧你，減輕你的不適，你慢慢一句一句講或是用寫的，漸漸地，我就會越來越了解你要表達什麼，也更能懂你了！」試著放輕聲調，釋出最大的善意，讓他明白我的真心。

後來，他真的比較願意和我分享，願意多說一些事情，果然，當我抓到他的重點時，他就會手比讚（表示答對了），同時給我一個會心的微笑，關係緊密了，彼此間也越來越有默契。

這一生，大概只有自己一個人

「如果，之後再一次遇到血管爆裂，造成血流不止的話，你可能很快就會離開了……。」

我盡量用比較平和的語氣，告訴他這個噩耗。

「不會啊！怎麼可能！」口腔癌的黃大哥，他也是位「無家者」，假意瀟灑地回應我。

「大哥，你這個傷口如果大出血，真的會很危險啦！」我嚴正地對他說。

「那、那、那——該怎麼辦呢？」他看我一臉擔憂又認真的神情，難免跟著緊張起來，這才驚覺死亡這一天就快要到來了。

「如果你看到自己持續出血，血流不止，怕你害怕，醫生會準備好鎮定藥物，需要時打針讓你休息！」通常，我會抓緊這個時機點，再次探問他的心態。

「啊，打鎮定劑好了。」看著黃大哥下意識地緩緩低下頭，聲音也漸漸微弱下來。

照護頭頸癌的患者，因為腫瘤時常在皮膚上變成潰瘍傷口，它是不會好轉的，同時伴有異味或大量分泌物，患者也會感到疼痛和出血。因此，我們通常都會備著一些敷料、鎮定藥物，需要時可以給予使用，讓他們進入睡著的狀態之下，不會因為看到血一直流出來而感到萬分驚恐，病況危險的病人，也會在旁邊預備一些深色的布料，發生出血情況時可以馬上吸附，不使血液流得到處都是，造成病人和家屬更大的恐慌。

「大哥，你還有沒有想見的人，或是想要完成的心願？」我進一步詢問著。

「其實沒有什麼好牽掛的，我就一個人而已，只希望這個過程不要讓我太痛苦……。」黃大哥刻意展現的笑容，竟讓我感到無比哀傷。

「沒關係，我和其他團隊成員都會在你旁邊，隨時幫你注意這些。」我知道，他的這一生大概就只有自己一個人了，多少也能瞭解這條必經之路，只是當他再次出血的時候，整個意識狀態可能會瞬間急轉直下，所以這段事前討論就顯得更為重要，也讓他有個心理準備。

單身好朋友，讓我擔負你的身後事

「沒有結婚，也沒有小孩，父母也都早逝了，真的遇到臨終時刻，身旁沒有親友的我，該怎麼辦呢？」朋友一臉苦惱對我這麼說著。

「不用擔心啊，如果沒有親友，你的好朋友也可以做為你的醫療委任代理人！」我細心地為他解惑。

「醫療委任代理人？」他依然一頭霧水地看著我。

「所謂的醫療委任代理人，就是你找到一位有意願且二十歲以上具完全行為能力的朋友，願意簽署一份以法律為依據的委任書，當意願人無法表達意願時，可由醫療委任代理人代為簽屬『預立選擇安寧緩和醫療暨維生醫療抉擇意願書』，但我會建議你在意識清楚，還能表達意願的此刻，就可以為自己簽屬『預立選擇安寧緩和醫療暨維生醫療抉擇意願書』，讓自己在疾病末期的時刻能夠接安寧照顧，為自己的善終努力。另外，二〇一九年一月六日起，《病人自主權利法》也開始上路了，意願人可以參加預立醫療諮商門診後，為自己簽屬『預立醫療指示』，此法案中的醫療委任代理人就可以依據意願人所簽屬的內容，在意願人無法清楚表達時，依據簽署內容為其執行意願人的善終選擇。」

現今的單身者可說越來越多，加上少子化的現象，可以想見的是，未來若是沒有結婚或是另一半的人，獨身比例也會跟著增加，加上原生家庭可能也無法給予支持或協助，或是不想拖累家人，當長輩隨著年歲逐漸老去、死亡，最後只會剩下自己孤孤單單一個人。因此，以後「醫療委任代理人」這種情況，可能會越來越普遍吧。

「不過，我們總有幾位好朋友吧！單身好朋友，就讓我擔負你的身後事吧。」這樣聽起來，好像就不那麼孤單了。

假使無人或經濟況差而無法處理後事，社工師會轉介「善願愛心協會」協同處理。

天國的助產士，轉念迎接喜悅

「妳會害怕嗎？」當我還在實習時，護理長曾經問我。

「還好。」我說。這時候剛好遇到協助照顧的第一個病人離開了，我送他到醫院的彌留室。

「那麼，妳要不要來和我們一起工作？」護理長認真地詢問我。後來，果然就進到馬偕的安寧病房服務。

雖然，有時候心裡難免會糾結病人的離去，但我時常告訴自己：「這對他們來說反而是件好事，因為生病相當辛苦，離開了，表示可以不用再這麼辛苦了，好好地走正是一種解脫，當然在生命最後一段旅程中，就由我盡全力地好好照顧他們吧！」

只是，面對完全無人照護的病人，像是遊民、無家者，或是連我們自己身邊的單身朋友可能就需要「醫療委任代理人」的機制，相形之下，這部分的比例勢必將逐年提高，需要提供的資源和護理人員的比重，也會相對應的增加，對於安寧中心或整個社會來說，都是場嚴峻的考驗，期許未來政府相關單位能夠加以重視。

同事曾說自己是名「送行者」，因為病人很喜歡在他的班內離開，但我更喜歡「台灣安寧療護之母」趙可式博士所說的，我們是天國的助產士，專門催生天國的寶寶出來，把祝福送給臨行的人，聽起來就更為溫馨動人。

因此，在安寧照護的這條長路上，我願意將無家者的生命歷程分享出來，變成一份延續下去的力量，也許世界上只剩下一個人會想起他，而那個人就是我。

安寧伴行案例

讓我陪你走到最後

對於一位無人照顧者而言，他們最需要的，應該就是陪伴和關心了吧！

這位五十歲的李大哥，是名口腔癌病患，他未婚，卻有兩位姐姐，但都長住國外而無法聯繫上。因此每每在病房中，只見他孤孤單單一個人，獨自躲在一方角落，誰也不想理，把自己的心門緊緊封閉起來。

我是花了好長的時間，才漸漸和他培養起革命情誼！

◆細心照護，打開患者的心門

那時候，從傷口護理、腫瘤清潔、消毒、除臭，一步步、一關關慢慢地走進他的領地，和他噓寒問暖，閒聊一些日常瑣碎的小事，使得他願意再多說一些、多談一些，最後，也能感受到他心情上的微妙變化。

「李大哥，今天心情很好喔！」我開玩笑地對他做了一個鬼臉。

「厚，妳真的很搞笑耶！」他也用難得的笑容回應我。此時，我知道我不只是一名護理師，更是他唯一的朋友，而他把自己交給了我。

李大哥因為口腔癌入住安寧病房，之前是社工師從陽光基金會轉進來的病人，進來的時候，只接收到他是個沒有工作、沒有收入、孤單無依，且無人照顧的遊民，只好讓我們接手後續做最後的安寧。

真的到了臨終的那一刻，我剛好不在醫院內，據同事說整個過程很平靜。

「李大哥，你很有可能因為大量出血，在這幾天內就會走到最後階段，然後意識也許就會慢慢不清楚了，你還有沒有什麼事想要我幫你完成的？」記得前一天傷口有流血情況，我告訴他。

「妳已經幫我很多了，謝謝妳，我只希望不要太痛苦就好！」他平靜地說著。

「讓我陪你走到最後吧！」我在心裡頭，默默地對他說。

後來，我們給了他一些鎮定劑，讓他入睡的時間變得比較長，希望能降低他身體上的痛苦，就這樣，他可能不想讓我擔心，於是，在翌日清晨的睡夢中，他就像天使一般，悄悄地向我告別了。

我也相信，在另一個國度，又有另一名天使寶寶降生。

10

居家護理訪視連結陽光基金會

盡力，讓最後一哩路，在家走完

李依芸 護理師

陽光基金會，是專門協助顏面損傷病人的社福團體，與基金會的合作，使我看見生命的脆弱與尊嚴。

許多頭頸癌的患者，同時也是弱勢族群，這些人沒有資源、又缺乏醫療知識，疾病除了帶給他們痛苦，也帶來絕望。

該如何讓他們在最後的時光中，可以減輕日益腐蝕的身軀和內心種種的傷痛，感受到被照顧及關懷的感覺，是我一直持續在努力達到的事。

再瑣碎的事，都是居家安寧的重要小事

「依芸，阿雄死了，是一個人走的。謝謝妳這些日子以來的照顧，我們已經聯絡里長、房東，處理他的後事。」才剛開完例行的會議，正要趕去訪視個案，就接到陽光基金會傳來的訊息。

阿雄果然是一個人走的，如同他不想讓人麻煩的個性。難過嗎？當然有。我在見到阿雄的第一眼，就知道了。也許哪一天，就可能會遇到這令人遺憾傷心的事。

阿雄是陽光基金會轉介的個案。陽光基金會是一個社會福利團體，早期做的都是照顧燒燙傷的個案，這些族群都會經過醫院個管師、社工師通報，評估病人若出院無法好好照顧自己，或是身心困擾需要協助，就會轉介給陽光基金會後續追蹤關心。

這十多年來發現口腔癌族群越來越多，因此服務範圍擴大到頭頸癌有顏面損傷的患者，目前大概有六位社工師有在服務頭頸癌個案。基金會的社工師往往在關懷個案當中，發現很需要護理照護的資源協助，但是他們不是醫療體系，沒有護理人員的編制，找了很多家醫院想要合作都告吹，歷經波折後找上馬偕醫院。

從二〇一〇年開始，我就跟陽光基金會配合，協助個案居家照護的工作，每兩週一次、每次安排三位個案。我照顧的病人大多數為男性個案，小於百分之十為女性個案，大概有近九成的人有抽菸和吃檳榔的習慣，吃了十幾、二十年可能就罹癌了，大都還是在中壯年紀，可見檳榔對健康有一定程度的影響。

馬偕醫院當初會接下基金會的合作案，是因為都是照顧癌症病人，且秉著醫院服務弱勢族群的宗旨和推廣安寧照護理念，隨即展開了與陽光基金會的合作案。這些癌症的病人有走到末期的，有的是前期剛剛發病，也有些是在治療中，如果照顧到末期的病人，就可以視情況介入談談安寧照顧的理念，當疾病末期時怎麼採用安寧、緩和的照顧來協助減輕痛苦，走得舒服一些。

通常，我的工作是這樣的：

前一天或當天收到病人的基本資料、疾病診斷和生活背景，也會利用通車的時間，在車上和社工師聊一聊病人的生活起居、狀況、照顧需求等等，到個案家即會針對病人整個身體進行評估，從食衣住行瞭解病人現在需要什麼？例如平常進食的狀況、有沒有用鼻胃管或胃造廔口、可以從嘴巴進食嗎？還是牙關緊閉？關心個案吃什麼東西、營養條件如何、攝取的卡路里和營養是否足夠？營養品要喝幾罐？稍微精算一下。如果個案可以自己烹煮，還會討論攪打的食物，建議可以煮什麼食材，需要高蛋白、高纖等，以及如何烹調。

他們大多是弱勢族群的病人，醫療配備常常缺乏不齊，像傷口照護需要用生理食鹽水，病人沒有正確的概念，可能只用清水清洗。我還會了解他們目前服用什麼藥物？有沒有按醫囑服藥和解說藥物作用與副作用。

這些對我們來說很生活的事，大多數的病人，執行起來非常困難。我的工作就是做護理指導、多關心、多瞭解，才能協助他們改變。個案可能無法掌握清潔口腔的方法和重點，我會教他怎麼刷牙和口腔護理，有些病人在治療的過程，副作用可能造成嘴巴整個黏膜發炎、潰瘍甚至出血，疼痛到不知如何是好，要找對方法協助他，用適合的方式來照顧，否則後果不堪設想，除了髒和異味也可能導致感染。

跟阿雄，就是在這樣的狀態下見了面。

「大哥，我是陽光基金會的社工師，帶護理師來看你了。」一進門，就聞到一股傷口腐爛的味道撲鼻而來，電視正播著佛教節目，我心裡湧起一陣難過，他生病這麼久，卻沒有被好好照顧過。

阿雄大概五十歲左右，在三重租了一間房子獨居，與太太離婚後，兩歲的女兒也被帶走，十幾年來再也沒見過。唯一的親人只剩妹妹，每週會帶一、兩箱營養品來探望、關心，剩下的時間，他只能一個人。

目前已經是口腔癌四期，手術後又再復發，並持續化療中。頭頸癌的個案通常就是用化療，盡可能控制癌細胞的成長，電療有次數和劑量的限制，再做可能會有很多的損傷，而且也沒有效。一旦效果不好或復發，只能再嘗試其他不同的治療方式。

有時候個案病情惡化不見得都是癌細胞擴大，有可能是腫瘤出血或感染，一旦造成復發，就表示癌細胞沒辦法被控制下來。醫師仍然會嘗試化學治療，看看狀況是否好轉，可以有機會延長存活時間，這群病人大部分是年輕族群，比較有體力可以承受治療過程中的辛苦，一旦病人狀況真的很差了，醫師才會告知：「可能真的沒辦法醫治了，是否考慮接受安寧療護？」隨後才會進行緩和醫療或症狀控制。

阿雄就是這樣的案例。口腔癌復發之後，雖然一直在做化療，但控制得並不理想，臉頰腫瘤脹痛，卻只能用嗎啡藥水止痛，問他怎麼喝？他說：「痛就喝，喝多少不知道，倒了就喝。」然而，藥物服用需要定時定量，多喝可能會導致嚴重的副作用，甚至昏迷不醒，他對這件事情認知不夠，從醫院領回很多嗎啡藥水後，就自己在家裡喝，也沒有人知道他怎麼喝，就是這群病人辛苦的地方，沒有人去管理、關心自己在家照顧的狀況。

死亡，未必是解脫

我看著他喝嗎啡藥水的樣子，很是辛苦。因為傷口在治療後沒有改善，邊吃邊漏，牛奶也是邊喝邊漏，加上嗎啡的副作用，讓他嘔吐和便秘，整個人昏昏沉沉。我當下做的第一件事，就是教他如何使用空針抽取藥水，定時定量服用止痛藥，才能穩定血中濃度，得到好的止痛控制，再用醬油瓶罐指導執行口腔清潔和灌食牛奶的技巧。

「大哥，平常有沒有人來看你？」

「有啦，妹妹有時候會來看我。」

「還有其他人嗎？」

「女兒啊，不知道現在在哪裡……有時候也想死死算了。」

阿雄一直說很想要自殺這件事情，死了也好，不用再麻煩別人。

一時間，雖然說了些安慰的話，但我知道，死未必是解脫，他想要的是心靈上的平衡，心裡頭還是有所牽掛，否則，也不會只看佛教節目，加上又想到房子是租來的，自殺會讓房子變成凶宅，害到待他不錯的房東。

最重要的掛念，還是因為女兒。

談到女兒，他話特別少，默默地拿出一個盒子，慢慢地看。那是他與女兒唯一的合照。

「你一定很想念她，很想再看看她吧？」

「怎麼會不想見呢？但是找不到啦，她媽媽也不想讓我見，就這樣了。」只見阿雄把照片小心翼翼地放回盒子，慢慢地蓋起來。「我知道我不是好爸爸，都沒有盡到責任，現在生病也只是應有的懲罰而已。」

每次聽到病人說：「我知道我沒希望了，就這樣吧」、「會生病都是因為我不好」等等心聲，不免覺得難過。有時候聽到傷心處，甚至眼眶紅、掉眼淚，心裡真的心疼，縱使工作再久，但是聽到病人辛苦的人生故事，還是不禁悲從中來。

衛教知識、居家改善，解決看得見的問題

因為居家護理師的身分跟陽光基金會合作，看見許多弱勢族群的困難。

大部分都是經濟困難問題，低社經地位、勞動階層，加上居住環境不佳，曾有遇過家裡只

有一盞燈，很多住處是屋頂加蓋、雅房，或地下室的小套房，甚至只有兩、三坪潮濕髒亂的空間，遠離城市的偏鄉地區，甚至連 GPS 都找不到。

居住的條件如此惡劣，醫療資源很難幫助到這一環，光靠基金會社工師訪視以及不定期的護理照護，真的無法隨時照料個案的症狀、營養和心理狀態。

許多病人教育程度也不高，看診的醫師與護理師也無法深入照顧，導致很多病人不知道濫用藥物的嚴重性，有些人怕止痛藥成癮不敢用，或者疼痛就亂吃、吃很多藥，比如使用嗎啡沒有節制，一痛就吃很多，卻造成許多副作用。

憑良心說，這是一份無奈大於成就感的工作，很多問題也不是去訪視一次就可以解決的，只能盡力而為，盡量用同理心、專業和照顧經驗來幫助他們。

在居住的方面沒有辦法協助太多，只能夠盡量改變周遭生活要用的物品、整頓環境，例如牙刷、海棉棒、沖洗器、鏡子，這些能夠立即改善日常照顧需要的東西，讓病人提升自我照顧能力。

另外，就是生活起居改善與衛教知識的教育。病人屬性都是頭頸癌，從剛罹病、手術、治療、復健期，再復發後甚至已經需要安寧療護的介入，都有可能遇見。很多都是一次性的療法，也不熟悉，也不知道會遇到什麼狀況，就從生活中關心狀況，例如一天睡多久？都吃什麼？平常有外出嗎？有什麼娛樂社交？平常怎麼清潔、刷牙？全方面的觀察了解後，再提出改善方法。

若是碰到比較特殊的患者，例如傷口很大、弱勢族群、沒辦法照顧自己，就必須從最明顯的問題下手，教他使用正確、簡單方便的方式自我照顧，同時指導正確服用藥物的重要性，尋找經濟支持或補充營養品，評估家裡的人可以提供什麼樣的支援，教導家屬從旁協助。

我們正在與陽光基金會嘗試，邀請個案來到基金會，社工師可以把需要的個案集中在一起，教導基礎的衛教知識，例如怎麼做口腔護理、怎麼攝取足夠的營養、正確服藥的重要性等，同時讓病患可以看到彼此，互相交流，說說心裡的苦與辛酸，傳遞正向的力量與希望，使他們更有能力、勇氣把自己照顧更好，與疾病作戰。

最難解的，是心結

最後，也可能是較難解開的，就是人際關係的心結。

如同阿雄與他的女兒。他從女兒兩歲之後就沒有撫養過她，十幾年來一直很糾結，覺得自己不是一個很好的人，不是一個負責任的爸爸、丈夫，才會得這種病。該如何改善病人最基本的生活，再進一步擴展到心理層面，協助病人把生命中的遺憾表達出來，提供病人身、心、靈全方面的照顧，甚至有機會完成遺願，都是安寧療護很看重的部分。

「大哥，你多久沒上大號了？」聊到一半，突然聞到一陣惡臭，我想到嗎啡水的後遺症就是便秘，趕忙詢問。

「已經一個多星期沒上了……。」他說。每次到了門診提到便祕情況，醫師就開軟便劑或瀉劑給他，可是他已經嚴重便秘，吃了就是一直腸絞痛，依然無法排便，醫師也只是一直開藥而已，結果嚴重便秘導致滲便，沒有把它通乾淨，問題不會獲得根本解決。當下我備好手套、潤滑油，再請社工師馬上出去買藥劑，隨後立即處理，把前面先清乾淨，之後吃藥才會有用，然後告訴他：「嗎啡的副作用會造成便秘，必須要配合軟便劑使用，一旦幾天沒有上大號，就可能要做塞劑或灌腸，不要拖一、兩週這麼久，除了嚴重便秘，也會導致食慾不振、消化不良。」

「謝謝、謝謝，真的很不好意思……。」忘不了年近五十的阿雄，羞赧道謝的樣子。我不知道下一次什麼時候會再見，但是，很開心我們要離開時，他帶著微笑。

只是沒想到，再一次聽到阿雄的消息，就是他已離開人世。

阿雄是在家裡過世，房東進去才看到的，沒有人知道。不是沒想過會發生這種事，在照顧的過程中，光是看他顛顛倒倒地喝嗎啡藥水，我就很擔心他有可能會在家過世而沒有人知道，最後真的如我所想。

雖然早就預知，但實際發生還是很難過，也摻著一點無奈和無助。太多像阿雄一樣嚴重無法照顧自己的病人，只有為了去門診，一個月才出門一次，或是得透過其他家人協助就醫，能不能讓他盡早進到醫療體系照顧，甚至連結到長照資源，讓他們的最後一哩路走得舒適，是我們一直以來的挑戰。

我仍然常想起阿雄，想到他笑起來的樣子。

安寧伴行案例

安寧並不是放棄，只是另一種選擇

當護理師這麼久，看過大大小小的傷口，能嚇到我的，還真不多。但是這位四十五歲的大哥，當他口罩拿下，我著時嚇了一跳！

「大哥，你平常是怎麼照顧傷口的？」

「不知道，就洗澡的時候抹一抹肥皂吧。」他無法說話，我看著他用手機打出來的字句，都覺得很心痛。

◆遇到一個，就幫一個

他的傷口面積很大，從鼻腔到下巴，而且非常惡臭，我們坐在陽光基金會的談心室，覺得難以呼吸。

對於嚴重的患者來說，好好照顧傷口是非常重要的事，可惜在一般門診的體制下，很難有人力或時間，協助病人照顧傷口和更換敷料，病人自己也不知道怎麼做，如同大哥所說的用蓮蓬頭沖一沖、抹抹肥皂，感覺比較不會有味道，然後任由腫瘤繼續潰爛。

我只能遇到一個幫一個。當下，了解他平常的照顧方式後，我一邊清潔傷口，一邊說明傷口的照顧方式，以及若不幸遇到傷口大出血，該怎麼做緊急處理。

慶幸的是，他並沒有感到劇烈的疼痛。但是我一邊幫他清潔傷口，膿和血水不停地流出，惡臭的味道瀰漫在空氣中，甚至有小蟲飛過來，感覺怎麼清都清不乾淨。

我無法想像，平常的日子，他是怎麼熬過來的？未來的他要怎麼繼續過生活？

「大哥，你有沒有想過接受安寧療護？」我問。

「不行，一定要做化療，不做的話，傷口一直變大，怎麼可以？」大哥沒表達什麼，媽媽在一旁趕忙回應。

許多人認為，進入安寧團隊幾乎等於是放棄治療，然而化療很辛苦，體力會越來越差，一直處於貧血、劇烈疼痛和極度虛弱的狀態，加上持續做化療，身體將持續承受治療的副作用。

◆安寧，不一樣的選擇

「大哥，我們有很多病人的傷口被照顧得很好，你若是願意來安寧病房，可以先把傷口照顧舒適點，再看看能不能做其他治療⋯⋯。」我很想告訴他，其實可以有不一樣的選擇。

安寧病房中，很多病人的傷口就是這麼嚴重，腫瘤控制不了，傷口越來越嚴重，通常已經是相當末期了，安寧就是在照顧這一群人。大哥簽署了最後階段不要插管，但是不能放棄化療，以為這就是安寧，我嘗試說明可以試著先暫停化療幾次，把傷口照顧好，建議他可以轉來安寧病房，我們很願意照顧他的傷口，傾聽他的心聲。

「如果醫生跟我說，明天就要死了，我會很高興。」與大哥談安寧時，大哥用手機打了這段話，我知道他真的活得很痛苦。他臉上疲憊的表情，不用言語，都能清楚看出他有多麼絕望。

往後的幾個禮拜，我都放不下他的病情，請社工師密切聯繫關心他的狀況，也希望再訪視一次，然而，大哥仍然拒絕我的訪視。

雖然無法親自給予引導協助，卻持續掛念，祝福他在疾病的歷程當中，身心靈都可以漸漸找到平靜與安適。

PART 2

醫

用愛陪伴，走完最後一哩路

一九九〇年春天，馬偕醫院成立了安寧病房，也是全台灣第一個安寧病房。

安寧療護可以提供很多東西，讓病患走在生命的最後道路上，不再是一種減法，而是加法。

01

六全安寧照顧模式

「全心」陪伴，走過哀傷之路

蘇文浩 醫師

當我們講全人照護時，生理照護的進步幅度遠遠高於心靈跟靈性，然而，心靈與靈性應該也要獲得同樣的重視，甚至有時候心理、靈性的照護需要花費更多的時間，跟他談心理的問題、建立關係，和更多的人力來照護。所以，第六全的「全心」，同時隱含了心理與靈性的雙重意味。

「緩和」與「積極」的兩難困境

「醫生，我真的一定得放棄洗腎嗎？」

病房裡，那位六十幾歲的中年病人遲疑地望著我，在這一天、這一個小時內，他已經反覆問了好幾次同樣的問題，每每聽到答案之後，他會點點頭表示：「好，我知道。」隔了一會，卻又重複同樣的疑惑。

「你血壓太低，沒辦法洗腎。你要吊升壓機去洗，等於冒著極大的生命危險，要不要跟家人一起思考、評估一下？不用那麼快決定。」我盡可能的嘗試第三次向他解釋。

「好，我知道。」

這個病人從四十歲開始洗腎，長達十幾、二十年，已經變成了他生活的一部分，突然叫他不要洗腎，就跟普通人說不要吃飯一樣，很難做出決定。因為此舉等同宣判了病人的死亡日期，如果不洗腎，大概兩個星期左右就會死亡。然而，病人的身體狀況很差，其實已經沒有辦法負擔洗腎的風險了。

這是一個很難決定的事情，洗腎對這樣的病人來說是無效醫療，但是生命沒辦法重來，在這樣的十字路口，究竟要選擇緩和醫療，還是繼續積極治療下去呢？病人往往會很猶豫。

這時候，除了給病人一段思考時間外，通常也會建議病人再洗個一、兩個星期，讓他自己去經歷、嘗試一段時間，思考洗腎有沒有幫助。有時必須給病人、家屬一些時間確認，這樣做是否為無效醫療，真的不能再繼續下去了，往往會比討論的當下，要他們馬上做出決定，來得讓人更能接受。

這段時間的治療，一般又稱作「時間限制嘗試」（Time Limit Trial），比如說，透過給病人做最後幾次的化療，讓他理解為何醫師跟他說不要繼續的原因，轉而嘗試接受安寧照護，會是比較好的醫療行為。

六全模式，醫者的心靈角色

當我們談到安寧的「六全」模式，醫師扮演相當重要的角色，生理、身體的治療，是醫師主要介入的部分；然而，當查房時，發現病人或家屬有心理方面的狀況，也可以透過介入或轉介，來幫忙他們度過難關。

馬偕安寧病房每個星期會有一次整個團隊人員一同前去巡察病人，也就是所謂的「大查房」。一般來說，普通的查房，心理師不會一同前往，查房通常是醫師及護理師，然而，生理部分的著重外，心理的觀察也十分重要。由於大部分的醫師不是專業心理師，我們不見得有辦法每次察覺病患及家屬的心理狀況，因此，當每個星期有一次，心理師或社工師跟著我們去查房，他們也許就能察覺到更深層、更內在的心靈問題。

與病人溝通、病情告知，都需要心靈的技巧，因為告知病情的過程中，總是要顧及病人的心情。除了心理師，醫師也要有能力判斷他的問題是心理的，還是生理的，因為生理的問題會影響到心理，心理同樣也會影響到生理。生理和心理是交互影響的，假使病人一直都處在極度疼痛的狀態，心靈上就會顯得憂鬱，心靈的不安，往往也會反映在生理的抵抗能力上。

醫師本來就是「全程」的照護，雖然後段可能由社工師或心理師接手，進行家屬的哀傷輔導，但當我們講到病人過世以前的這一段照顧過程，醫師也是全程參與。因為很多問題的本質都是互相糾結、相互產生關聯。

比方說，如果內科的病人，醫師沒有察覺到他有心理、心靈的問題，就不會找心理師、社工師一同前往查房，因為心理師不可能把醫院所有末期病人都看過一次，評估是否有無心理的需求。因此，一定是原團隊內科、外科的醫師、護理師發現這個病人很憂鬱，或是他有死亡恐懼的問題，心理團隊才有辦法介入。因此，對於一般醫療人員來說，心理與靈性需求的認知訓練，在安寧過程中不可或缺。

早期「四全」照顧模式：全人、全家、全隊、全程

早期對於安寧病房，大家尚處摸索階段，並沒有一定的模式，亦無立法規範，直到近年來相關的立法與健保制度的配套完臻，安寧病房的體制才隨之建立完善，馬偕成了台灣最早有安寧病房的醫院。

以前推動安寧照顧模式採「四全」模式：全人、全家、全隊、全程。「全人」指的是生理、心理社會和靈性，構成一個人的身、心、靈，因此，全人的醫療照護不僅是個人的身體部分，

更包含了心理與靈性。

目前，以台灣的醫療行為而言，大部分還是著重在生理部分，特別是內科、外科，哪裡有問題就開刀、血糖或血壓不好要控制好等等，只有少部分會牽涉到心理層面。然而，由於安寧照護主要針對末期的病人，生命到了末期，除了生理的痛苦，還有心理、靈性的問題，這些都是一般傳統醫療所欠缺，因此安寧第一個部分，便關注在身、心、靈的「全人」照護。

安寧講的第二個是「全家」，不僅照顧病人，還要照顧他的家屬，當疾病末期的同時，受苦的不只是病人，也可能包含其家屬，家屬也會有身、心、靈的問題，例如失眠等，所以安寧不只照顧病人，也要照顧病人的家屬。

常規的慰問，包括後續的追蹤跟電話訪問，給予家屬哀傷的後續照顧，讓他們有更多時間適應和調適心情，確認他們的哀傷能夠得到緩解，也是十分重要的一件事情。

安寧的第三項──「全隊」，是指全隊照護，在傳統醫療當中，病人最常接觸到的是醫師跟護理師，其他的團隊成員，如社工師、關懷師等大概比較少接觸。但身、心、靈的照護，往往不僅醫師、護理師單一人就能完全做到，還需要團隊其他成員加入協助、支援。

而所謂的「全程」，則是由接觸安寧開始，直到病人過世，甚至後續家屬的哀傷輔導，都稱作「全程」。儘管我們常說：「當死亡診斷書開出後，醫療關係隨即結束。」但其實，後續家屬的心理輔導也是很重要的一環，因此，安寧服務會後續追蹤家屬的哀傷狀況。

「全心」，靈性的心理療護

一開始的安寧照護，正是以這四種的「四全照護」為主。然而，隨著時間的推進、安寧理念漸漸推廣開來，後來慢慢發覺單單是四全照顧，服務的病人還是有限，所以加入了「全社區」的概念。「全社區」意謂安寧普及化、在地化，希望安寧不是只有大型醫學中心可以提供，最好可普及到所有社區或中小型的醫院，讓他們也能有能力照顧末期病人及家屬。

在全社區的概念裡面，醫師也會在居家訪視的部分進行參與。一個星期一次的安寧照顧，主要會是護理師前去訪視，但有時候醫師會一起前往，依據病人的需求，做不同的對應處理。記得很久以前，有一些中南部的患者必須特別北上就醫，因為病人居住的地方並沒有安寧資源，所以只好來到大都市，或是特別大型的醫院入住。然而，對末期病人來說，最好的方式往往是「就近醫療」，如此才能避免當病人面對很急迫或很痛苦的症狀時，會有來不及就醫的情況。

比較特別的是，馬偕又在第五全之上，加入了第六全的概念——「全心」。「全心」在字面上的意思，不僅是「全心全意」的照護，更是「心理」的照護。目前的醫療體制，心理師、社工師、牧靈關懷師在各個醫院的編制並不多，大多都是兼任，但馬偕特別著重心靈照護的部分。

當我們講全人照護時，生理照護的進步幅度遠遠高於心靈跟靈性，然而，心靈與靈性應該也要獲得同樣的重視，甚至有時候心理、靈性的照護需要花費更多的時間，與病人談心理問題、建立關係，加入更多的照護人力。所以，第六全的「全心」，同時隱含了心理與靈性的雙重意味。

家屬，觀察的關鍵角色

心靈的協助，除了醫師與心理師的幫忙外，家屬往往也扮演著重要的關鍵角色，有時，甚至家屬自己本身，也需要心靈上的協助。家屬在六全照護的協助，可以提供給醫療人員一些重要的資訊，有時候家屬不曉得這些資訊可能非常有用，但是有經驗的醫療人員就會觀察到，甚至進一步詢問他們。

比方說，我會問主要的照顧者說：「病人昨天有沒有睡覺？」這往往並不是寒暄，而是重要的資訊來源。如果病人有疼痛問題，每天去詢問病人是否仍然感覺生理上的痛，但我最常問照顧者的問題，通常是病人有沒有睡覺，因為醫療人員不可能二十四小時陪伴病人，但透過睡眠，通常可以獲得更多心理或生理的回饋與資訊。

後期病人往往合併「譫妄」症狀，這個病症好發於夜晚，病人開始感到煩悶、躁動的時候，通常我們都看不到。白日裡查房，病人總表現得相當正常、好好的，但到了晚上卻會開始煩亂，不停起床，這些都需要靠家屬，我們才會知道的症狀。

另外，除了協助我們察覺病人的特殊症狀和問題，在心靈層面，也能夠透過家屬，了解病人最近一直在看的佛書、聖經等宗教書籍，或是晚上是否感到憂鬱，伴隨著做惡夢的狀態，透過這些家屬的近距離觀察，才能幫助我們在「全心」上發現更多，照護更多。

陪伴，最好的「全心」治療

曾經遇過一位婦科癌症的病人，病人的夫妻關係很緊密，太太在罹患癌症的時候，先生除了照護的壓力，也一直沒辦法接受太太即將離世的事實，嚴重到必需持續到精神科看診的程度。可以說，當時這個家屬的狀態，由家屬的身分，同時也轉變為病人的角色，成為團隊需要關心的一員。

當他的太太過世之後，病人的先生仍然遲遲無法走出哀傷，我們的團隊電訪過他好幾次，然而每次只要一接起電話，他就在大哭，整個人彷彿放進了一個無法抽離的巨大悲傷裡，因為情況過於嚴重，後續團隊決定將他轉介給社工師，請他們持續關注。在那個當下，要家屬不難過幾乎是不可能的事，去阻止一個情緒，本身就不是那麼容易的事情。

當我們在病房裡，有些住院醫師告訴我，當家屬的悲傷太過龐大，哭得很傷心，他不知道如何處理，也講不出什麼安慰的話，整個人只能跟家屬愣在那裡。我後來對他說：「你就陪在家屬的身旁，陪伴往往是最好的方式。」有時候家屬哭得很傷心，不需要去制止他們難過，講了是沒有用的，因為，怎麼可能不難過呢？

然而，當沒有辦法講出任何話時，陪伴是最好的方式，讓家屬知道安寧團隊在他最難過、最需要的時候，都會陪在他身邊，有時候，這就是一種很好的「全心」治療。

安寧伴行案例

不怕死，只怕死得太辛苦！

他是一個年約五十歲的罹癌爸爸，小孩剛上高二，偶爾看到孩子過來看爸爸的時候，虛弱的父親總是強硬地爬起身，問他：「肚子餓不餓？要不要吃這個、要不要吃那個。」他不住在安寧病房，而是住在內科病房，當發現自己罹患下咽癌的時候，他希望能持續做抗癌治療，開了刀、也做了各種免疫治療、電療和化療。

頭頸部腫瘤與其他癌症的病人不同，他其實並不容易死亡，一般而言，死亡都是因為心、肺、肝和腎臟，這些維持生命的器官衰竭而去世，但是腦部卻不一定，腦死可能成為植物人，但只要腦部管理生命的中樞系統沒有死亡，仍舊能維持生命，因為這裡沒有維持生命的器官存在。頭頸部腫瘤也是一樣，少了眼睛、鼻子可能不會導致死亡，但是病人接受的痛苦比較多，病程也很長，因為頭頸部是一個神經分布很密集的地方，對於疼痛的感覺會更加敏感。

我一開始是因為會診而接觸到他，接觸的時候，他已經不知道治療幾年了，整張臉是腫脹的狀態，因為腫瘤的位置，疼痛會一直牽引到頭、臉部，這種痛是一種「神經痛」，用一般止痛藥或是嗎啡都控制不好，所以必須輔以神經痛的藥物和抗癲癇的藥物，然而，這些藥物往往會造成病人嗜睡的毛病，可能常常講不到幾句話，又開始想睡覺。

其實，化學治療對他產生的效果並不理想，儘管當時醫師評估，以他五十幾歲的體力，還可以承受負擔，但是治療產生的效果一直都不是很大。由於他持續的堅持想要做化療，我們仍舊尊重他的意願，病人希望可以奮鬥、活下去，只要是身體能夠負擔的治療，那麼都會幫他進行。

他對於治療藥物一直都很信任我們，只要有任何問題，都會來找安寧團隊討論。這位爸爸一開始是疼痛，然而在後續的全人照顧中，漸漸地，我們發現除了身體以外的其他問題，比如用藥後的嗜睡，以及後期產生了「譫妄」現象。

一開始他想要意識清楚，但隨著疼痛越來越強烈，他就只能同意加高用藥劑量。太太非常不捨，也不想讓他那麼辛苦，持續接受用藥，可是當疼痛和意識清楚沒辦法兩者兼得時，只能選擇一個，最後太太的態度，從原本的「希望維持清醒」漸漸偏向「不痛」就好。當醫師宣告治療意義不大的時候，我們嘗試幫他進行了最後一次的化療，當做完之後，因為真的生不如死，太辛苦了，他漸漸了解到醫師為何跟他說不要再做化療了，於是決定徹底接受了安寧照護。

記得會診時，他躺在病床上告訴我：「我現在已經不怕死亡了，就是怕死得太辛苦。」我們答應他，在人生的最後這段路，一定會好好照顧他。最後，他在台北院區的共同照護病房裡，因為頭頸部腫瘤導致的敗血症過世，過世前，我們持續給他止痛藥和鎮定劑，協助他平靜地離世。

02

心理與靈性的糾葛
癌末病人的自我實現

方俊凱 醫師

那天早上，他媽媽幫我們拍了一張合照，這是張最適合放在投影片上的照片，他在照片中笑得好燦爛。

我知道他為什麼那麼開心，他沒有想過在自己人生的最後階段，還能夠做點有意義、成就他人的事情……。

喪失味覺的天才廚師

參加完新加坡的演講，回到離開一週的家——台灣，與上機前氣爽晴朗的天空不同，空氣中瀰漫著一層沉甸甸的霧霾。剛下了飛機，就接到一通遲來的電話，又或者，關於赴約這件事，終究是我遲到了。

「方醫師，小葉走了。真的很謝謝你，這麼多年來，對我們家的照顧……。」電話那頭的女人努力維持住正常的聲調，但說到最後卻泣不成聲。

小葉是我照顧了非常多年的病人，他過世的時候才剛四十歲出頭。我從他還是個年輕氣盛的青年開始，就是他的主治醫師，將近二十年的醫病相處，到最後，與其說是病人和醫師之間的關係，不如說像多出了一個弟弟。

他很年輕就替知名的五星級飯店工作，在那個年代，算是相當有天分的廚師。然而，他第一次掛精神科門診的時候，卻是以一名不太搭調的酒精成癮患者身分，進到診間來。

小葉很會做廣東菜，從年輕時就喜歡喝兩杯，後來越喝越多，變成一下班就喝酒，而上班只要做到有使用酒的料理，也會偷偷地喝。最嚴重的時候，還住進精神科病房，因為壓力、因為憂鬱症，喝酒成癮的情形每況愈下。

幾年的治療，雖然讓他獲得了比較好的控制，但小葉的舌頭因為長年酒精影響，已經無法判斷出食物的鹹、淡。雖然曾經考慮過回老家開餐廳，卻因為味覺麻痺，導致他一直沒辦法回頭做廚師的工作。

我還記得，有一次小葉住在我們的精神科病房，參加病房的職能治療活動，職能治療師為了他的復健，請他煮廣東粥給病人和醫護人員享用，於是職能老師興致勃勃地買了一些配料回來。因為醫院不能用瓦斯，討論老半天，最後決定扛了一台電磁爐來病房。

「這樣夠鹹嗎？」已經很久沒有煮東西給別人吃過的小葉，顯得有些擔憂地問治療師。

「嗯，我覺得口味好像有點太重了。」治療師嘗了一口，微微皺著眉頭。

「那得少放半顆皮蛋。我再繼續熬一下，粥要熬得夠綿密才會好吃！啊！等等，蛋花要最後放。」一提起料理，他的眼神總是容光煥發，我知道小葉一直努力對抗自己的酒精成癮，就是為了有天能回去做廚師。

熬好的粥，他特意分了我一大碗，我吃下去，覺得非常好吃。

重回鄉村，完成心靈解放

大概在小葉三十五歲的時候，發現自己得了癌症。其實在那之前，他就一直覺得嘴巴不太對勁，因為長時間喝含有高濃度酒精的高粱等，又有抽菸的問題，口腔、食道黏膜都受到了不小的傷害，癌細胞沿著咽喉擴展到頭頸部，變成了不能忽略的腫瘤。

我記得他被宣判得了癌症的時候，第一次回來我的門診報到，神情顯得有點焦慮、有點緊張，我問他：「之後想怎麼走下去？」他用微微的苦笑回應我。

「本來的目標是回去當廚師，現在看來應該不可能了。」他抓抓頭，猶豫了一會繼續說下去：「我老家附近有一塊不是很大的田……爸媽的意思是，不然我就回去像小時候那樣，種種西瓜、筊白筍什麼的，一邊化療，一邊做農夫。方醫師，你覺得呢？」

「聽起來是個不錯的主意。」我告訴他。我知道他其實是想要別人推一把，對於已經沒辦法完成夢想的小葉，這是他苦思許久之後，才終於找到的另外一條路。

回到老家的他，每次來到我的門診，看起來確實快樂多了，針對腫瘤的放射治療，也獲得不錯的成效。有陣子，他還會專程抱著自己種的超大西瓜到門診送我。

「比起西瓜，腫瘤看起來小得多了吧。」小葉自我解嘲的邊說邊笑，看到他的笑容，我想，當初推他一把的決定是正確的。

身為一位精神科醫師，我一直覺得，幫助病人做生命回顧，甚至協助他們找到自我內心的「信念」，是一件很重要的事。心理與精神的治療，其重要性不亞於抵抗癌症的化療。不論是生命即將走向終點的病人，或是剛剛獲悉自己罹患絕症的病人，面對自己一生是怎麼走過來的，除了是協助他們自我價值重建的過程，更重要的是，幫助他們弄清楚自己到底想要什麼。

強悍的她，和自卑的他

小葉的故事並沒有一個完美的結局，在他面對疾病努力奮戰的時候，他的親姊姊也宣告得了癌症。然而，小葉的姊姊沒有他那麼幸運，治療不僅不如預期，後期幾乎需要小葉長期看護她。這時候，小葉的身分變得有點複雜，他本身既是癌症病患，卻又是末期病人的家屬，化療的同時，也必須照顧自己的姊姊。

疾病中的手足關係，每個家庭各有差異，有些兄弟姊妹的互動本來就不多；有些則是小時候很好，長大後卻因忙碌逐漸疏遠，等到最後發現病人的時間已經所剩不多了，就會出現一種愧疚感，並且十分抗拒親人的死亡，小葉的情況就剛好屬於後者。

有段時間，小葉會固定來看我的門診，他來的時候，大部分都在談論他與姊姊之間的關係。

「我姊從小就樣樣比我強，運動是、讀書也是，二十幾歲就考了個穩定的公職，認份工作一輩子，從來不用爸媽操心；而我呢，當上廚師之後，可能嫌生活過得太平淡，最終跑去當了酒鬼……。」他無力地聳肩笑了笑。小葉是家中的小兒子，爸爸媽媽最疼的那個，相比之下，姊姊因為是家中的老大，凡事都獨立自主，這樣的落差感，可能總讓他感到微微地自卑。

「其實小時候，她的書包都是我幫她背的。」他停頓一下，用手抹了抹臉頰繼續說下去：「這麼強悍的她，怎麼偏偏在治療上輸給我呢……？」

最後，在姊姊過世後的幾個月，他的頭頸部癌症也復發了。

愛的請託

這一次的復發，跟前次狀況不太一樣，雖然癌細胞沒有繼續長大，但是停滯在上面，也沒辦法根除。小葉從短期住院，到後來住院時間越來越長，只要看到他沒回門診，就知道他又住院了。

趁著會診的機會，曾經看過他幾次，知道狀況其實很不好，那陣子我剛接手安寧療護教育示範中心主任，猶豫著到底該不該把他轉過來。雖然，長期替他看診，也跟做安寧沒兩樣。

某一天中午，我到醫院附近的小吃攤吃著午餐，剛好看到他媽媽也在裡面吃飯，因為是長年的病人，所以認得他爸媽。我坐在她左手邊跟她打招呼，邊吃東西、邊看著電視，我想著她會不會有話要對我說，因此一直坐在那邊陪她。

「我很清楚我們家小孩的狀況。」放下筷子，她這樣對我開口。「女兒前陣子也過世，所以我很清楚，兒子大概不行了。」

從他媽媽的談話中才知道，原來安寧共同照顧小組已經去看過小葉，只是他一直不願意轉到安寧病房。我能理解小葉的心情，通常六、七十歲以下的病人，對於自己的病情常常會採取「抗拒」的心態，因為總是希望時間再多一點，無法接受這麼快進入安寧療護。而年邁的長輩照顧年輕的病人時，心態上也比較不容易接受，大多掙扎著祈求有治癒的可能。但是小葉的媽媽有過癌症喪女的經驗，所以她看得出來，再繼續下去，情況也不會改善。

「我知道他是顧慮我和他爸，我們兩個。」媽媽這樣對我說。「方醫師，我兒子非常尊敬你，你講什麼話，他都會聽的，你可不可以幫我講一下？」

那天下午，我正好要去台北馬偕看門診，無法第一時間去看小葉。因此，我對他媽媽說：「您跟小葉講，剛剛吃飯遇到方醫師，就說我叫他轉來這邊，我會照顧他。」

當天下午，還沒下班，就聽到小葉同意轉過來的消息。他住進來的四、五天之後，雖然因為癌症影響到講話功能，只能用氣音說話，不然就是用手寫，但因為安寧病房不再做抗癌性治療，擁有了喘息機會，體力慢慢恢復。於是，大部分的時間都是清醒的。

面對死亡的勇氣

二〇一七年八月初，受邀參加新加坡舉辦的亞太安寧會議，大會給了我一個演講題目：精神科醫師在安寧療護中扮演的角色。我馬上想到了他。趁著某天查房，我試探性地問他：「小葉！我在新加坡有一個安寧療護的演講，我想講你的人生故事，可以嗎？」

小葉用不善書寫的手，慢慢寫下三個字：「為什麼？」

我說：「我照顧你很久了，從精神科的病人一直到變成安寧療護的病人，用你的例子來講安寧的題目，可以幫助到其他人，也能讓工作人員知道怎麼面對這樣的狀況。」

他聽了很高興地點點頭。在一旁的媽媽立刻就幫我們拍了一張合照，這是張最適合放在投影片上的照片，他在照片中笑得好燦爛。我知道他為什麼那麼開心，他沒有想過在自己人生的最後階段，還能夠做點有意義、成就他人的事情。

我們常常講，怎麼滿足末期病人心理層面的需求？有些人透過信仰宗教的方式，最後成為了基督徒或是佛教徒。信仰的關鍵其實不在於能不能從宗教中尋求慰藉，而在於給予病人面對死亡的勇氣，比如說，佛教徒面對自身的病痛，會覺得是人生無常；而基督徒則認為，這是回到天家以前，經歷的最後一個苦痛。

有些無神論的病人，本身沒有宗教信仰，但可能也抱持著某個「助人」的信念，希望自己的生命走到最後，還能以別種幫助他人的方式，展現出自我價值。

照護現場

身為一個助人者X罹癌社工師的最後課程

一位年紀很大的阿伯，因為癌症末期住進了我們的安寧病房，他從前的職業是社工師兼心理師，當了好多年直到退休，才發現自己罹患了癌症。阿伯本身沒有特別的信仰，話也不多，偶爾在查房的時候，我都會跟他多閒聊幾句。某一天查房，剛好碰上臨床教學，來了很多實習醫師，我靈光一現問他：「阿伯，有沒有什麼話想對我們講的？」

「我以病人的角度來看，當這個人的生命歷程走到末期吼……。」阿伯就這樣打開了話匣子，容光煥發地講了他的各種人生觀。情景好似回到過去，他待在學校的講台前，擔任助人者的角色一樣，大家就像學生聽老師授課，默默傾聽著，他正傳達的人生信念，結束後，阿伯對我們說了一句：「謝謝！」

最後，遲來的相片

這次前往新加坡開會，因為身為亞太安寧醫學會（APHN）的理事，必須提早到場，也要比其他同行的夥伴晚一天回來。出國前，我去看了小葉最後一次，他狀況不好，人又更虛弱了。好不容易捱到最後一天結束，剛下飛機，就接到社工師打來的電話，小葉在我回來的前一天就走了，據說是睡夢中離開的。

小葉的離開，並非是沒有預期的突如其來，然而，我的內心仍然帶了些感慨與不捨，這是一個很長的故事，佔據了我職業生涯中非常大段的歷史，整個過程中，我一直是他的醫師。雖然隨著他的人生階段，扮演著不同角色，但不管是扮演精神科醫師，還是安寧醫師，我都是他的醫師。

我始終記得，小葉媽媽在小吃店對我說：「我跟他講什麼都沒有用，你講可能會有用。」

他走了之後，我一直在思考，如何把這樣一個服務加進醫護模式中。對於病人來說，能夠找到一個理解他的人很重要，這個人不一定非得是醫師，長期陪他走過來的親人、社工師、牧師也行。精神心理層面的介入，能夠協助病人避免在疾病的中途，找不到人能解決他心理上的困擾。有時候病人需要的只是「推他一把」，一如小葉，他知道自己身體到了某個階段，可是他掙扎著下不了決定。

其實小葉在安寧病房的時候，不像加護病房每天幾乎昏睡，有時候精神好一點，也可以聽聽音樂、做點東西、透過紙筆講講話，更重要的是，能跟他的家人相處最後一段時光。

身為一名醫療人員，除了拯救生命外，還能帶給別人什麼？如果有一個角色，也許不一定要像是我這樣的角色，心理師也可以，能夠把病人的心理層面當作重要事情看待，貫穿前後、全程參與，在他早期生病時，能夠跟他談論心理狀況。那麼面對有需求的人，尤其是急重症或癌症末期病人，就能幫助他在關鍵時刻，做出人生重要的決定，而那個決定，有可能會改變他的心理狀態，甚至生命品質。

新加坡那場演講，我用了一片快要掉落的葉子當作簡報畫面，我對研討會上的所有人說：「現在告訴你們的案例，是關於一片葉子的故事，回去的時候，不確定他還在不在這個世界上，如果他還在，我要親口告訴他，我把你的故事講給大家聽到了；如果他過世了，我就跟他爸爸媽媽說，我已經把你們兒子的故事，講給大家知道了。」

因為演講，我比別人晚了一天回來。當我下了飛機回到台灣、回到工作崗位時，先我一步回來的安寧病房牧師告訴我，小葉的媽媽一直哭、一直哭。她不忍心便上前去安慰：「主任有講你們家小孩的故事，現場很多人聽到這個故事都很感動。」

「您看，我有在現場拍照。」牧師拿著相片指給葉媽媽看，葉媽媽看了照片，照片有我，也有投影片裡小葉的照片，媽媽終於不再哭泣。

「這樣我們家兒子也能放心了。」葉媽媽對牧師說。

我常常想，小葉最後一定還想跟我見上一面，問問演講的結果，但是因為我是最後一個回來，比別人晚了一步，沒有辦法親自告訴他，大家聽到他的故事了。可是葉媽媽看了照片，知道研習會現場的人，都聽到她兒子的故事，知道兒子不是什麼都沒留下，就不哭了。

怎麼樣讓病人度過最後的餘生，希望家屬如何參與他的心願，這件事不僅對於病人重要，對於家屬來說，也很有意義。如果這個人的生命最後，是希望到某個地方再走一遍，但家屬知道不可能或是不願意去做，等到事過境遷，病人走了之後，只要有人提到那個地方，通常家屬就是痛苦、悔恨。因此，協助病人完成生前最後的願望，是一件相當重要的事。

如何讓生命獲得重視，同時展現它的價值，是一個長期照護的觀念，更是一個安寧的理念。

安寧伴行案例

走進森林，父親與孩子的心靈之旅

「你難得來鄉間
我帶你去廣袤的田野走走
去領略春風
如何溫柔地吹拂著大地」——吳晟〈我不和你談論〉

他，一個退休的林務局官員，七十歲的時候發現自己得了癌症。年輕時待在基層服務，對自己守護森林的工作相當自豪，工作的地點，後面就是一大片森林，他喜歡跑進森林，邊工作、邊吸進大自然的味道。自從罹患癌症、住進安寧病房之後，周遭的生活只剩醫院、病房，不管家屬，還是安寧團隊的人前去探訪，每次看到他的模樣，總是鬱鬱寡歡，整個人意志消沉。

身為他的主治醫師，總感覺這樣下去不是辦法，決定和安寧團隊討論，跟他聊聊怎麼回事。開始的時候，可能怕麻煩到別人，問他「心上有什麼牽掛」、「想要什麼」，他總是說著沒事，直到後來跟他閒聊了許久，才發現他一直覺得過去的自豪人生，似乎都跟著他的病一起消逝殆盡了。

「我想回去森林裡看看。」他這麼對我說。「待在醫院等死的人生，不像是我的人生。」

「如果你真的想回去，我們能想點辦法。」我對他保證。

他以前工作的地點，距離醫院約莫五十公里，我們跟他的家屬和醫護人員討論出院可能性的時候，家屬其實相當抗拒。

「出去以後，誰能確保我父親的安全性？而且要怎麼去？」

「今天你答應了帶他去這裡，萬一明天他又要去那裡，你要怎麼辦？我們又該怎麼辦？」

面對迎面而來的指責，第一時間只能拼命地說服家屬，病人其實不是這種想法，他只是想去看看過去工作的地方，證明曾經來到這個世界上，做過一些有意義的事。

最後家屬決定妥協，依照父親的心願，我們包了一輛民間救護車，幫他把需要物品都備好。他不希望醫護人員隨侍在旁，因此只帶上太太和小孩，一家人搭著救護車，去他曾經工作的森林走上一趟。

孩子和太太其實都是第一次去見識父親年輕時，在基層打拼的情況，看到爸爸曾經在這裡生活、在那裡工作，樹幹上粗糙的枝枒，正是父親過去生活的輪廓。

走完這趟「圓夢之旅」，回來的時候，他臉上充滿笑意，內心獲得滿足跟安慰，這趟旅程，直到他過世前幾天，只要清醒的時候，都會稍微聊一下當時的情景。

03

被鏡子困住的靈魂
頭頸癌病人的心理健康

嚴從毓 醫師

面對臨終這個階段，我們往往不需要去強加什麼，讓他慢慢地去面對死亡，盡可能地給予止痛、止喘，讓他不要那麼痛苦就好，在復發或不能治療的情況下，不管是心理或生理上的痛苦，都是一般人難以想像的。

作為一名醫師，病人承受不住時，我們就去承接他的痛苦，幫助他走過去。

氣切爸爸，說不出口的溫情

「醫生、醫生——」很久很久以前，巡房時，一個口齒不清的頭頸癌病人叫住我。其實我不大認識這個病人，只看過幾眼而已，他因為氣切造成的聲帶受損，說話不是很清楚，但是手跟腳都可以自由活動，我聽了半天都聽不懂他想表達什麼，加上我和他其實完全不熟，原本只是稍微巡視一下之後，就準備離開了。

這位病人六十幾歲，太太是一位年輕的外籍配偶，二十歲嫁來台灣，小孩還很小，才剛生下小孩五、六年，就發現自己得了癌症。他的工作背景，我已經不記得了，只知道他每天都會來看醫師，當時還是住院醫師的我，只有很偶爾的時候才會接觸到他。

他之前的抗癌治療都不是我主導，後來轉到安寧病房，我剛好和他的主治醫師一同查房，當我準備離開時，主治醫師說他很忙，希望我幫他去跟病人打個招呼，結果一去，病人就纏著我，我完全聽不懂他在講些什麼，只好與他雞同鴨講了一番。

走到護理站前，護理師把我叫住，告訴我，那位病人還跟著我，當時的自己完全不懂他纏著我是什麼意思，心裡其實有些焦慮煩躁。他拿著一張紙和一疊報紙，我疑惑地問他：「阿伯，是要我唸報紙給你聽嗎？」他搖搖頭，在紙上寫了些什麼，原來，是希望我們幫他打報紙上的電話。

「阿伯，你要打電話做什麼？」護理師可能看出我的焦躁，盡全力地溫柔安撫他。

他用手一筆筆的寫下童裝特賣會的資訊，說他想要下單買給小孩子，因為他做了氣切，說話不清楚，所以希望請我們幫他打電話詢問，那件小孩子的衣服得去哪裡買？後來才知道，原來他小孩才剛上小學。

買完衣服的那一天之後，他自殺了。

壞的開始，是失敗的一半？

頭頸部腫瘤是一個很特殊的族群，大部分病患都有著顯而易見的類似性，他們往往身處中、下階層，甚至我有很多病人都是遊民。社經地位都不高，不太會照顧自己，有些人只有酒肉朋友，也可能根本沒有朋友，或早年就與太太離婚，家庭破裂。他們從十幾歲、二十幾歲就開始喝酒、抽菸、吃檳榔，直到發現癌症時，可能才四、五十歲，但是已經有二十幾年的時光與檳榔和菸酒為伍，舌頭和黏膜的狀況非常糟糕。以台灣為例，我甚至遇過三十幾歲的病人，出現腫瘤、舌頭刺痛、破皮、淋巴結腫大的問題，到了最後，有些人甚至會腫到舌頭凸出來。

這類型的病人多半對於醫藥知識的態度，也與旁人不太一樣，一開始都有比較畏懼的心態，對於看醫師和治療這件事抱持遲疑，有些人覺得，自己的人生這樣就好了，即便醫師對他說：「這是癌症。」他可能也抱持著「癌症就癌症，何必治療呢？」的想法。這些病人大部分都很年輕，四、五十歲出頭，大多不太會超過七十歲，不可能有老人痴呆的問題，只是他們不想面對事實。

如果是七、八十歲的老人搞不清楚自己嘴巴長了什麼東西，或許有人信，但當一個四、五十歲出頭的中年人告訴你：「我不知道嘴巴裡面凸出來一坨是什麼？」大概心裡有底是不好的東西，只是不想面對；或是去小診所看了醫師，醫師請他前往大醫院檢查，一聽到大醫院就讓病人卻步了，想了想，決定再吃個草藥或嘗試偏方治療。

由於自己是放射腫瘤科醫師，對頭頸部癌症病人做病情告知時，往往前線的牙科、口腔外科或耳鼻喉科等都已經診療過了，前面的醫師告訴了病人大略狀況，最後轉到我們這邊的，都是準備接受放射線治療或化學治療。

然而，這些頭頸癌的病人，有很大的一部分初期確診後就跑掉或躲起來，等到情況變得更嚴重了，才會再回來配合醫療。有一些比較特別的案例，是病人在首次治療後，身心靈就出現問題，因此放棄治療。因為頭頸癌的治癒率並不是百分之百，機率大概是一半一半。有些病人會想著，那我就當作是沒有成功的那一半好了，視自己為失敗的另一半，反正我人生也是失敗的。

我一直認為，頭頸部癌症族群最大的問題，就是較難溝通。有些情況下，家庭的支持系統還不錯，這種情況的病人往往是自己無法面對，因為覺得太太和家人對自己都很好，反而覺得慚愧，明明好手好腳的一個大男人，卻得被其他人服務，想著自己應該更堅強，可是看著自己的臉和癌症，開始感到很無力；另一種是家庭支持系統差的社會底層人，願意接受安寧，但往往是處在半放棄的狀態。

許多人年輕時拋家棄子，從來沒照顧過孩子，甚至離家出走沒跟家人聯絡，直到五、六十歲時又老又病的回來，孩子通常也不太理會，畢竟爸爸過去就沒善盡父親的責任，有些人偶爾來看看父親，卻是抱持著收屍的心態。這樣的病人當你提到安寧時，他們並不是不接受，但是對於任何新療程的進行，大多會回你：「不然你還想怎樣？」

被鏡子困住的自由靈魂

然而，當我們提起安寧，關注的其實正是這群末期的病人，因為心靈狀態不分社經地位高低。頭頸部癌症的病人相比其他癌症病人更為脆弱，正因為不容易發生腦轉移，如果只是腦轉移造成了昏迷，或是骨頭移轉造成的行動不便和疼痛也就罷了，可是很多時候，罹患頭頸部腫瘤的病人，手和腳是可以活動的，腦筋也很清楚。帶著一個腫瘤在臉上，就算每天戴口罩、包著臉出門，還是得忍受五官的變形和不舒服，對於病人來說，有著難以言喻的巨大衝擊。

曾遇過一個病人，每次巡房看到他，他都在照鏡子。

「醫生你看一下，這邊是不是又多長了一顆出來？」他指著自己的口腔要我研究：「看起來好像又大了一點耶。你再看另一邊，另一邊有沒有比這邊好一些？」

「伯伯，我照鏡子都沒有你那麼勤勞欸。你放鬆一點，有問題的話，我們隨時會幫你注意啊！」半開玩笑地對著那位病人說。

有時頭頸癌的病人復發，明明不是很好看，每天還是喜歡照鏡子看一下，看看哪裡又長出來了，這個「看」的背後，通常也不是單純請醫師觀察腫瘤有沒有變大，而是自己想要照鏡子，看看自己變成了什麼樣子。

臨床上曾經發現，頭頸癌病人的心理問題，比如自殺、憂鬱的比率都比一般病人來得高，因為腫瘤是往臉上擴散，卻又不太可能進攻到腦部，因此他們通常四肢健全、腦袋清醒，擁有行動力和思考力，更容易胡思亂想。

遇到這類的問題，馬偕有專門負責的醫師窗口，會幫助他們轉介到精神科或心理師，這時候住院的好處就出來了，因為門診很難找心理師幫忙，但住院時，只要轉介過去給心理師就可以了。

大部分頭頸癌病人面臨憂鬱時，會變得矛盾而悲觀，邊想著「我要努力活下去」，可是暗地裡又會掩面哭泣。除了本人和家庭的狀況會遭遇不小打擊外，破相的衝擊相當巨大，五官受的影響又很嚴重，除了臉上多了一個很痛的腫瘤之外，舌頭也很敏感，很多東西都不能吃或是需要切除，就像墮入餓鬼道的人一般痛苦。

以前遇過整個頭長滿了癌細胞和腫瘤，卻遲遲沒有離開的病人，反覆地發作，移轉到整個右半臉上，然而四肢是好的，頭殼上面的腦部也是完好的。因為長滿了半邊臉，所以連口罩都遮不住，不僅面相不好看，還瀰漫著一股傷口的臭味，我們都知道面相已有了巨大的改變，只能盡量顧及他的感受，讓他乾淨舒適。

你要加油下去啊！

有一位病人曾經告訴我：「那個某某醫生每次都叫我要加油，我都說我懂啊！」

「你最討厭人家講這句話對不對？」我問他。

「對，你怎麼知道？」病人眨了眨眼，有點意外的看著我。

「廢話，看久了我也厭煩啊。」我想了想，反過來有些不好意思的對他說：「還好我今天沒有跟你講這句話。」

對於正承受著痛苦的病人來說，他就是很憂鬱、對這個世界感到不滿，如果對他說：「兄弟啊，你要支持下去，加油！」像是安慰小孩子一般，有時嘲諷意味可能還更大。他明明是個成年人，自己已經知道病是不會好的，卻要他堅持下去加油，他不免會憂鬱的想：「我到底該加什麼油？」

有時候醫師和家屬不經意的口頭禪，往往對於這類的病人會造成傷害，病人本身很介意，鼓勵的人其實是站在旁觀者的角度看他，他們不免會自問，如果得了同樣的病，他還會這樣說嗎？

我以前還滿常說這句口頭禪，現在歷練多了，也比較警醒，有時候聽聽病人講什麼，有時候想想他們的「話中話」，當病人問你有沒有治療的可能性時，可能是在問你：「我要怎麼活下去？」聽聽他的真正需求，他可能不是需要化療或電療，只是希望你能答應他，好好照顧他到最後，希望有人安慰他、同理他，告訴他當遇到這個困境，往往就只能面對這個困境，該怎麼選擇都沒有對錯，自己選擇清楚即可。

面對臨終這個階段，我們往往不需要去強加什麼，讓他慢慢地去面對死亡，盡可能地給予止痛、止喘，讓他不要那麼痛苦就好，在復發或不能治療的情況下，不管是心理或生理上的痛苦，都是一般人難以想像的事。而作為一名醫師，病人承受不住時，我們就去承接他的痛苦，幫助他走過去。

以前當我還只是一個住院醫師的時候，常常不能理解頭頸癌病人為什麼會自殺，覺得很可怕，為什麼會變成這個樣子？然而相處久了，就更能夠同理他們，如果今天自己腫瘤長成這樣子，只剩下意識清楚，如果這時又沒有人幫助自己調適過來，是不是也會想乾脆死一死好了呢？這樣一想，就會發現調適並不是一件容易的事。

馬偕的整合醫療管道其實做得相當好，當你發現病人有任何問題，只要一通電話，精神科醫師就會過來處理和評估，有時候病人看起來有些瘋狂，但其實還能動、還能開口說話，說出口的話是事實，你聽起來很痛，但不是瘋言瘋語。

在第一線的篩檢久了，有些醫師會戲稱：「我的病人每個都有心理問題。」其實他在講的當下，心裡也很過不去。有時候實在講不下去了，並不是所有醫師都有受過專業的心理訓練，就需要找心理方面的專業人士，比如心理師，來繼續持續追蹤。

我常常想起那個十年前拖住我的病人，他想詢問賣場在哪裡？想去幫小孩子買衣服，如果你給出的回應是：「幹嘛，我這麼忙，還跟你搞這些事情。」那麼他就沒有人可以幫他了。當他看到一個醫師走過，牢牢地抓住是很自然的一件事，因為對於他一路走來的人生來說，他沒有被治癒的機會，但是在生命的最終時刻，這是他現階段最重要的一件事情，最重要的一個機會。

安寧伴行案例

消失的十分鐘，不告而別的病人

我坐在餐廳裡，盯著自己盤裡的豆芽菜，正想著要怎麼解決它時，一個聲音讓我抬起頭來，看到安寧病房的主治醫師端著同樣的菜盤，坐到了我的對面。

「嚴醫師！」

我朝他點了點頭問：「嘿，上午怎麼樣？」

「還可以啊。」他邊把惱人的豆芽菜夾進口中，邊對我聳了聳肩。

「不過，我說了，你可別往心理去喔。上次那個不見的病人，警察來了通知，說是自殺。」他本來故作輕鬆的語氣停頓了一下，接著說：「我想還是先告訴你一聲比較好。」

「……我知道了。」其實心裡多少有個底，當時我們都覺得這個病人很乖，整個治療過程中，也都沒有出現任何異狀，怎麼可能會一聲不響就離開。

這個病人是在我值班那天消失的，他是一位頭頸部癌症的患者，這樣的病人有個特色，雖然面相會因腫瘤擴散而漸漸扭曲，但腦袋和身體往往是清醒的狀態。一般病人住院就像是關在牢房裡，但像這樣手腳良好的病人，健保局規定一天可以休假四小時，如果星期日天氣好，想出去走久一點，只要記錄簽名後，我們通常也都會通融。

當時正是星期天，天氣也很好，他告訴我，他和太太約好了要一起去淡水走走，值班的護理師也作證：「對，他有太太沒有錯，並不是說謊。」我看到外面陽光灑落的樣子，想著這棟醫院，就像是個大監獄一樣，於是開立了醫囑並提醒他：「好，你可以回家或是外出，但要注意安全。」他用點頭回應我。我永遠都記得，簽完名之後，他背對我們揮揮手，按下電梯離開。

大概過了十分鐘那麼短暫的時間，家屬就來找我們要人了。家屬問我：「我老公不是還在住院嗎？」我說：「對啊，妳不是他老婆嗎？」

「對啊，所以我才問你，他人在哪裡啊？」

我當時對這樣的對話完全摸不著頭緒，反問她：「他不是你們接走的嗎？」他太太對著我直搖頭。家屬確實有帶他出去的打算，可是在約好的時間等他時，他卻提前離開了。我們直覺事有蹊蹺，既然是有家庭的人，怎麼會簽完名就走了呢？直到下午，人沒回來、電話也不接，我們去搜他的病房、也調了監視器，發現他確實是自己一個人離開，而在他病房的床頭櫃上，找到了最後的遺書。

他後來被發現自殺了，至於怎麼走的，除了他的主治醫師，大概沒人記得了。警察在一個禮拜之後通報他的醫師，由於我是最後接觸他的人，因此被迫寫了報告，可是報告怎麼寫，都不知道怎麼結尾，這個人最後去了哪裡？沒有人知道、也查不到。一直到現在，偶爾還是會想起這個人，他在某一天下午揮了揮手，離開安寧病房，不告而別地走了。

04

關於末期鎮靜處理

病人安心睡，家人安心陪

黃銘源 醫師

當疾病進入末期，有時候會伴隨著難以忍受，卻也無法用醫療方式控制的症狀。那麼退而求其次，讓病人沉沉睡去，不再感受到痛苦，也可以成為一種選擇。

末期鎮靜，用意在於讓病人減少對症狀的感受，以及伴隨痛苦而來的不安與煩躁。雖然體內的疾病仍舊繼續惡化，但至少在過程中少了痛苦……。

白色巨塔下的雨水

七夕這天，老天爺扎扎實實下了一場大雷雨，如果說是夏秋之際的對流旺盛導致的話，倒也說得過去，但若是賦予牛郎織女的美麗神話，就多了一些浪漫情懷了。

就在我倚望醫院的窗外，遙想連篇的時候，一通電話鈴聲，打破了這個想像。

「銘源啊，最近就不過去找你了，有空的話，再直接約在外頭餐廳碰面！」上禮拜正式邁入農曆七月，有些朋友不免有些忌諱。

每次到了這個時機點，總會比平常有著更多的禁忌，「沒事不要去醫院啊」、「深夜別太晚回家」、「沒事少去海邊」等等諸如此類的事情，然而站在生死現場的我們來說，對於生死不能說看透，而是有了另一番解讀。

死去，並非是件可怕的事情，活著，也是有可能將痛苦延續著，沒有二分法般的絕對，因此，好像就可以理解和接受，活下來或離開人世，都是一種自然現象，就像此時的落雨，不需要過於害怕或難過。

這場白色巨塔下的雨水，從午後開始，一路下到深夜，急診室、看診間、加護病房……，持續上演著悲傷的情節，救護車緊急鳴笛聲，送進了車禍意外的傷患，病房中有人撒手告別，仔細聽嘩啦啦的雨聲，裡頭竟然伴隨著如泣如訴的哀鳴，醫院內外滿是潮濕。

一時之間，我也被窗外的一陣潑雨，給濺濕了衣服。

老師帶引進門，至深至真

說起進入安寧這個領域純粹是一場意外，這條路原本不曾出現在我的人生規劃中。

當時是在住院醫師訓練的最後一年，因緣際會來到安寧病房接受兩個月的訓練。過程中，第一次體認到原來末期病人和他們的家屬會遭遇到這麼多的困難。有些病人因為是深受身體症狀的困擾，痛不欲生、喘到躺不下來都並非少見。也有人生病久了，心理也出現問題，憂鬱、失志、面對死亡的恐懼。此外，整個家庭也都會受到影響，連帶出現許多社會性的問題，像是經濟、照護人力、家人之間的關係等等。而這些，都是以前的我未曾注意過的。

當年帶領我、教導我的老師，深深地影響了我。除了用心診治病人所遭遇的不適，她對病人付出的那些真誠的關懷、問候，以及所帶給他們的溫暖，直到今天都還歷歷在目。

還記得，當時有位中年病人罹患了肝臟的腫瘤，因為疾病不斷地惡化，相當虛弱的他，加上身體代謝毒素的能力已經失去，他對外界的刺激或是旁人提出的問題，已經沒有辦法適切的回應。這個病人是位父親，而他的孩子年紀還小。

某天查房的過程中，老師看出病人的時間不多了，為了不想讓小朋友長大的過程對父親的印象模糊了，影響到他一生的心理發展，於是老師請病房安排了活動，讓小朋友為爸爸畫了卡片，送給爸爸。過程中，老師將小朋友的小手塞入病人的手掌中，期待這樣的碰觸，能有我們看不見，但依舊存在的連結。過程中，病房的同仁協助拍下照片及影片，希望讓小朋友在長大之後，不會忘記他的父親，也不會忘記這段在醫院陪伴的日子。直到如今，記憶依然相當鮮明，那個大手牽小手的畫面，還有小朋友聲聲呼喚爸爸的聲音，那一刻世界彷彿靜止住，每個人都沉浸在深刻的感動之中。

有別於以往的學習經驗，這也是我第一次跟查房有這樣強烈的感觸。醫師暖心引導病人跟家屬的互動過程，讓戴著口罩、站在一旁的我，差點都要流下淚來。這樣的歷程，也讓我有種衝動想要成為這樣的醫師。常常，瀕死病人通常是較為受到忽視的一群，在一般病房光是救治可治癒的疾病都力有未逮了，實在無法要求醫療人員還要投注這麼多心力在臨終之人身上。而安寧病房是個得天獨厚的地方，較為充沛的人力資源，專業團隊的同時介入，可以顧及更多照護面向，也建立互動良好的醫病關係。老師的身教影響至深至真，使得「能讓臨終病人圓融的離去」，成了往後行醫的目標與期許。

忘卻煩惱與痛苦，好好入睡吧！

依循引領之下，走進安寧病房的我，慢慢發現病人的症狀可能相當複雜，例如疼痛、譫妄、出血、感染等。即便醫療團隊盡可能協助控制這些症狀，但不見得每次都會成功。這時，還有一種方法就是讓病人睡著，即是所謂的「末期鎮靜」。

有時當醫療人員已經嘗試了不同種類、大劑量的強效止痛藥，還佐以不同的輔助治療，病人依然感受到強烈的疼痛，甚至痛苦的呻吟。又或者，病人譫妄的情形很嚴重，每天躁動，想要掙脫束縛下床，於是竭力的扭動著身軀，用著常人無法理解的聲音嘗試表達自己的憤怒。

這樣的情形對病人本身，或對一旁照顧的家屬，都是辛苦的折磨，也會產生極大的心理壓力。這時如果能讓病人好好地休息，可以使醫療團隊及家屬減低焦慮，病人也能減少受苦。臨床中，用來評估麻醉深度的指標叫做「RAAS」，最理想的狀態是能使病人處於RAAS一至二分，也就是雖然處於睡著狀態，但能對聲音有所反應。這樣如果病人家屬想跟病人有些溝通，還能喚醒病人。不過，若是這樣的深度不足以讓病人免於病痛的折磨，那麼鎮靜的深度就必須加深。

評估末期鎮靜之前，必須先經過專業團隊的討論，確定已經沒有其他可以控制的方式時，才會進行。醫師對於病人的情緒或心理，難免有無法觸及的地方，此時就會加入心理師、社工師、護理師，透過團隊夥伴們得到資訊，共同召開家庭會議，盡可能讓最多人一起討論和表達意見，討論是否使用末期鎮靜，或是遇到臨終狀況時，該怎麼處理。

由於一旦施行了末期鎮靜，家屬與病人之間的溝通、互動有可能會就此停下，因此事先詳細說明是必須的。說明的內容包含鎮靜的目的、期待的深度，以及優缺點等等。除了要緩解病人的受苦，使病人安心入眠，朝向善終理想的道路，也要家屬可以安心的陪伴，不讓最後的時間成為將來充滿創傷的回憶，這樣在病人離開後也會比較容易走出哀傷。這種作法和「安樂死」在臨床操作上的差異在於：安樂死使用的劑量、藥物是足以立即致死的，而末期鎮靜並無意加速病人的死亡，所使用的藥物、劑量都在醫療團隊的監控之下。

沒有一百分的選擇，卻能顧及較好的需求

「嗎啡是邪惡的東西，我不願背棄信仰，就讓我疼痛沒有關係。」曾經也有遇過病人因為本身信仰的關係，不願意使用鴉片類的止痛藥，例如嗎啡，而寧願繼續承受身體的疼痛。如果這是病人本人所期待，即便經過溝通之後仍然如此堅持，那麼醫療團隊會給予尊重。

相同地，也有病人認為末期鎮靜讓他們少了為自己過去的過錯贖罪的機會；或者，他們對家人的不捨遠遠超過了身體的痛苦，因此他們選擇持續保持清醒。雖然不願意這麼說，但在安寧病房，因為疾病的嚴重度與無法治癒，常常醫師並無法提供完美的解決方式。最完美的結果當然是既不受苦，又能意識清醒，與家人朋友享有一同度過最後寶貴的時光。

然而，天常常不從人願。醫療在這個時候是很有限的，大多是只能在及格與不及格中間做選擇。至於什麼是及格的定義？這就要由病人自己做決定了。曾經有病人跟我說過，他需要感受疼痛來察覺自己還活著，也有病人的小孫子還在惹人愛憐的襁褓時期，於是再不舒服，他也希望每天能睜開眼看看那稚嫩無邪的臉龐。當然，也有病人已經為自己的離去準備一段時間，身體、心理都累了，當下只想好好的睡著，休息。

「病人睡覺沒有吃東西，會不會覺得餓？要不要幫他打點滴？還是放鼻胃管？」關於末期鎮靜所帶來的一些後續照顧問題，必然會引起一些誤會或糾紛，長期陪伴在旁的家屬，雖然大多可以理解，不免也有所擔心。接受末期鎮靜的病人不一定需要進食，他們可以消耗自己身上的肌肉脂肪，提供自己基本生理需求，讓病人在自然中，慢慢地走完最後一段路程。

「為什麼病人都在睡覺？為什麼叫他沒有反應？你們是做了什麼嗎？」對於那些不常探訪的家屬，甚至可能會提出質疑。此時，我們能做的就是同理與不斷地解釋，再次重申當初為什麼要這麼做，也從來就沒有一百分的選擇，但我們卻能顧及並把握較好的需求。

正確用藥，自然地走完最後一段路程

哲學中有個名詞「double effect」，稱為「倫理雙果原則」或「雙果論」，其主要有四個原則：一、所有的處置在本質上必須是沒有錯誤的；二、所有處置的背後動機是為提供治療的成效，而不是造成傷害；三、壞的結果不能是為了達到好的結果；四、處置的價值在於必須不是故意造成傷害。整體意思是「效果可能有正有反」，假使今天的出發點是好的，執行的過程也已經盡量避免壞結果的發生，那麼即便帶來的結果可能不太理想，在倫理上也是可以被接受。

以我自己為例，過去尚未學會使用鎮靜及止痛藥之前，對這些藥物不免充滿恐懼。因此曾經在病人需要使用嗎啡時，開立一個可能沒有療效的極低劑量。之所以會有這樣的恐懼，是因當時還未曾有機會了解並學習這類藥物的使用。其實，若能適當的控制劑量，且注意可能的副作用，是能帶給病人更大的安適。

安寧伴行案例

生命不可承受之躁動

「怎麼都不會好？到底還有沒有更好的辦法？」五十多歲的麗鳳阿姨，躺在病床上持續躁動，對於身體上的疼痛感到絕望，也時常對陪伴在旁的先生發脾氣。

他對於太太一直處在痛苦當中，感到相當不捨，卻又無能為力。

◆請你，別再讓她受苦了！

我對他再次提起末期鎮靜處理，他從一開始展現的保留態度，慢慢有了意願。

忠厚老實型的他，對於末期鎮靜本來充滿質疑，而且有些擔心。但是阿姨每天都相當不舒服，沒日沒夜的喊疼、呻吟，根本無法好好睡上一覺，睡不好的結果，就是人越來越消瘦、沒精神，惡性循環之下，對於疼痛的忍受度也越來越低，哀痛也越來越大聲。

「醫生，我的要求不多，請你，只要別再讓她受苦就好了。」最後，先生實在是看不下去了，願意讓我們試試看。末期鎮靜牽涉到很多議題，例如飲食、病人身心、家屬情緒狀態等，都是需要討論和留意的面向。

因此，我想要再次表達，末期鎮靜絕對不是安寧緩和醫療的第一首選，卻也是不可忽視的一個選擇。

「用了末期鎮靜，為什麼我太太還是靜不下來呢？」先生在一旁焦急著，汗水都飆了出來。由於一開始是使用常見的鎮靜劑，也許是先天基因問題，無法真正緩和病人的疼痛情況，麗鳳阿姨扭動著身軀，感到極度痛苦，也持續躁動，先生也一旁像是熱鍋上的螞蟻，急得不知如何是好。因為夫妻倆的感情很好，內心所承受的壓力相形更為巨大。

◆最後一段路，我們陪你

於是，我評估使用了麻醉劑，才好不容易讓她鎮靜下來，慢慢地，我請先生讓麗鳳阿姨開始停止飲食，委婉地告訴他：「你的太太已經到了最後階段，終點就快要到了，你要做好心理準備！」他點點頭，表示知道，淚水就和著汗水大滴大滴地落下來。陪伴臨終的過程中，一停藥，麗鳳阿姨就會忽然驚醒過來，因此幾乎是二十四小時持續施打。

「最後一段路，我們陪你！」因為深知已經幫不了什麼忙，我的內心同樣感到極度不忍，到最後竟然有點害怕看到這對夫婦，經常徘徊在查房的病房口，唯有稍微調整心情，才能邁進一步。最後，一直拖到了第二週，麗鳳阿姨才撒手離去，先生因為太太平靜地善終，心情上也比較能夠接受。

醫師在執行過程中持續評估用藥需求，家屬往往無能為力，此時需要協助他們預做心理準備和調適，這方面就有勞團隊中的社工師、心理師，進一步加入協助，才能達到病人不再疼痛，家人不再焦慮的圓滿時刻。我也在這段生命不可承受的躁動之中，感受到生命的無比脆弱，同時見證到愛的堅韌與深刻。

05

用愛理解醫病關係

末期病人的全人照顧

黃國哲 醫師

因應時代需求，馬偕醫院看見並聽見病人和家屬的需求，在一九九〇年春天成立了安寧病房，也是全台灣第一個安寧病房。

全人照護因應每個人的各種狀態，提供照顧需求，醫師在其中扮演一個專業角色，彙同護理師、社工師等團隊，在醫病關係當中，期許達成三向溝通。

用心照顧，願意為愛拚搏

「我們在幫助病人的歷程中，雖然病人最後還是會離開，但是不希望等到病人離去的時候，家破，人也亡……。」醫師在安寧緩和醫療當中，應該要特別關注的重點，台灣安寧之父賴允亮醫師曾這麼說。

我相信，沒有人願意承擔家破人亡的痛苦，不過，在臨床現場，有時候看到的更多是願意「為了活下去」這件事，再辛苦也要嘗試。

年紀才四十多歲的嘉敏，過去從打零工、賣椰子、賣檳榔，和先生一路苦過來，就在累積了一些存款，快要可以享享清福的時候，身體卻垮了，被診斷罹患了乳癌末期。

治療到了後期，當所有醫師都覺得她的身體過於虛弱，無法再做任何治療，只能走向安寧一途。

「她這一輩子都那麼辛苦，我希望可以再拚一下！」先生眼眶泛紅地說。

「不過，就你太太的現況來說，做化學治療是非常危險的事！」看著這位大哥帶有不忍又堅毅的神情，這份鐵漢柔情，著實感動了我。

「沒關係，讓我們拚看看，希望彼此還有多一點相處的機會！」他說。

面對醫療決策，我們尊重病人與家屬的決定，既然這是他們夫妻雙方的共同意願，醫療團隊就盡全力給予醫治，所幸最後成功了，經過兩次化療，嘉敏的體能慢慢恢復了，靜養幾天之後，拔掉管路，順利出院，選擇安寧居家。

「醫生，謝謝你！」大哥緊握著我的手，傳遞過來的那股熱能，彷彿感受到他們夫妻之間深刻的愛。

「這是我應該做的，你們回去之後，有什麼問題都可以隨時回報！」離去之前，我拍拍他的肩膀。

日後，前往居家訪視時，發現他們把貨櫃屋打造得溫馨雅致，夫妻還特定出來迎接，兩人談笑如常，踏實的生活，盡是滿滿的幸福，我也更加明白，這就是他們想要的日子，想過的生活。

末期全人照顧，因應不同需求

過去接觸到的病歷當中，有些住在中、南部的病人，可能認為北部醫療資源較豐富，因此希望北上治療；或是孩子本身在台北工作，因此將父母接上來就近照顧，但終究會面臨到病人本身的兄弟姐妹，或是與其他長輩意見相左，造成不可避免的爭吵，甚至發生家庭革命。

所以，通常鼓勵身為晚輩或平輩的家屬，一定要先做好前期溝通，藉由「溝通、對話、再確認」，同時讓病人自己發聲，決定後續想要執行的治療方式，才不會引起往後更大的紛爭。

「醫生，我這樣是不是就快要死了？」、「醫生，我要住在醫院，不要回家了！」有些病人一聽到醫師告知已是第四期了，就想住進安寧病房，打算長期抗戰，或是預備「等死」，然而就算癌別屬於所謂的「末期」，在積極治療之下的生命歷程，還是有相當長的一段時間，不一定非得馬上就住進安寧病房，重要的還是在於，末期照顧的概念是否準備充足了？

幾年前，曾遠赴台東馬偕服務，當我走入鄉鎮進行居家訪視，發現住在這裡的病人不愛住院、不傾向留院治療，反而很喜歡待在家裡，在熟悉的人事物當中，感受自在的歸屬感。他們用平常心面對疾病，親友們也在日常間回應病人的需求。

針對專業醫療協助的部分，則由安寧居家醫師、護理師、社工師等，定期到家裡幫忙照料，同時提供正確的醫療和衛教觀念，合併共同照護模式，等於接受到「全人」的照顧。

從這點來看，都會區的病人留院比例普遍較高，台東偏鄉正好相反，可能是因為住在城市的家屬需要工作賺錢，一來有照顧人力上的問題，二來需要顧及經濟壓力，三來則是空間限制。其中的人力、金錢和空間，確實是難以克服的問題，也因為區域上的差異，因應不同需求，呈現出照顧層面的不同選擇。

彼此理解，走出安寧療護困境

「醫生，怎麼樣才能住進安寧病房呢？」

所以，當決定並評估適合住進安寧病房之前，不管是病人或家屬，都需要確切瞭解安寧體系，藉由召開家庭會議，讓雙方對於安寧有著一定理解，明白目前的做法是什麼，才不會發生進來安寧之後，發現與自己的預期有所落差，也才能夠真正落實安寧宗旨——全人照護，在整個過程當中，不只能夠幫助到病人本身，同時還能照顧到家屬的心理需求。善終，相信是許多人在臨終階段，內心最大的追求。安寧療護正是通往善終過程中的一個橋樑。

馬偕前副院長——鍾昌宏醫師，是國內第一位提倡安寧的老師，早年到美國進修的時候，接觸到安寧療護，回國後便開始大力提倡安寧療護的理念，舉辦一系列臨終關懷講座，此後，馬偕開始正式成立安寧籌備小組，並於一九九〇年春天設立了安寧病房，也是台灣第一個安寧病房的創始。

只是，就台灣目前狀況而言，安寧病房依然相當不足，當然眼前的安寧療護，不僅止於增加病房就能解決的問題，還需從核心著手，病人、家屬和醫護團隊的互相理解，才能走出安寧療護的困境與侷限。

「為什麼住進來安寧病房之後，你們好像什麼都沒做？」、「我爸爸整夜喊痛，可不可以趕緊全身仔細檢查看看……。」有些家屬不免會提出質疑。

一般住院發燒，就會進行內外科的全套觀察，像是照X光、抽血、驗尿，檢查白血球有沒有下降；然而，要是換成安寧病房的做法，就會提供病人退燒藥，此時，家屬就會覺得好像少了什麼，除非病人持續發燒狀態，才會進一步抽血檢驗。

兩者之間的差異，在於安寧療護的目的不是為了治療疾病，而是為了不讓發燒症狀，影響到病人的舒適感。

因此，住進安寧病房的病人，只要在症狀上能夠有所改善，通常就會鼓勵他們辦理出院，這樣的考量標準，除了是醫療上的因素，以及病人對於環境的熟悉度，居家照顧都是一個權衡下的理想選擇。

用愛陪伴，走完最後一哩路

「這種藥很有效果，但是絕對不能用嗎啡止痛，不然就沒有成效。」不知從哪聽來的假消息，家屬這麼對我說。

「我們還在等待藥物的奇蹟作用，絕對不可以使用嗎啡，影響藥性。」家屬也會跟病人說，使病人開始拒絕正規治療。

有時候，末期病人會聽信並嘗試偏方，花費大把大把的金錢只為了拚得一線生機：「不可以做化療」、「不可以用標靶藥物」、「不可以開刀，開刀就會擴散出去……。」以上種種錯誤說法，著實害慘了不少病人與家屬，導致病人就算痛得受不了，還是拒絕使用嗎啡或相關治療。

這時候，醫療團隊就會介入釐清事實，提供病人和家屬找回正確的治療方式。

身為放射腫瘤科醫師，由於施作療程通常需要一個半月到兩個月，等於一個禮拜至少看到病人一次，加上固定巡房間，讓我和病人之間建立起密切的醫病關係。

因著這份熟悉感，使我順勢走進安寧病房的團隊，病人願意信任我，我也樂於幫忙解惑，並給予醫療上的協助。

「阿嬤，妳今天的精神很不錯喔！」巡房過程中，能夠看見病人充滿朝氣地回應，是我最為高興的一件事。

「還好啦，謝謝醫生和護理師們……。」高齡九十歲的阿嬤，笑起來相當和藹，陪在一旁的阿公，也露出羞赧的表情。

這一對爺爺奶奶，可以說是彼此的支柱，只是身為照顧者的爺爺，今年也已屆八十歲了，等於是老人在照顧老人，相對來說，功能上也不太理想，於是，團隊開始幫忙尋求資源，評估需求並獲得同意後，決定讓兩老回家。

回到老家台東的他們，有著左鄰右舍的幫忙看顧，同時也請當地的衛生署、衛生所的照護人員，定期探訪，提供醫療性的協助，或者委託其他的機構幫忙服務，定期到家裡巡視，進行例行性的護理工作，一方面可以滿足病人需求，一方面達到在宅安寧的訴求。

沒有家屬的病人，難以言說的痛

「你們把我找來做什麼？我和他已經沒有關係了！」風塵僕僕趕來的中年女子，冷冷地丟下一句話，簽了字之後，頭也不回地又走了。

有時候遇到病人從沒有家屬前來探望，最後只好尋求社工師找到法律上唯一的丈夫、太太或繼承人，然而就像連續劇場景那般，上演「重逢認親」的感人畫面，其實很少見。

對於兒女或曾經的另一半來說，因為一些原因，和病人已經太久沒有接觸了，此時再相見，往往只是在彼此心中再次劃上一刀，這種難以言說的痛，外人很難能夠理解和介入，也並非一時半刻就能夠化解積怨。

全人照護要因應每個人各種的狀態，提供照顧需求，醫師在其中扮演一個專業的橋樑角色。對於跟病人幾乎沒有交集的家屬，安寧團隊在處理過程中，通常會分成兩步驟，首先是「公式化」法律要求，必須傳達訊息讓家屬知道，第二是針對「個人化因應」，邀請團隊、護理師、社工師的介入，引導或關懷家屬，進一步瞭解整個狀況，期待達成三向溝通。

我們能夠著力的部分，還是在於一份愛的傳達，使病人不帶遺憾地離開，讓家屬沒有愧疚地往人生的下一步繼續前進。

安寧伴行案例

母子情深，落實居家安寧

「唉唷，痛啊——我痛啊——」還未走到病房，就可以遠遠地在走廊外聽見陣陣的哀嚎。

「媽，您還好嗎？腰椎還是很痛嗎？」桑伊的大兒子面容充滿哀戚，相當心疼地說著，看得出母子兩人的深厚感情。

一位年約八十五歲的原住民女性桑伊，是直腸癌後復發的病人，伴隨著糖尿病、高血壓、高血脂等併發症，導致身體後續異常地肥胖，還持續感到間椎部的疼痛。

◆回到山中的家，讓歌聲再度飛揚

「還有機會，要不要拚拚看？」當桑伊的兒子帶著她走進診間，進行間椎盤的治療再次評估時，我告訴他們。

「不要了，我們全家人討論之後，決定暫停所有的治療，轉向進行安寧緩和醫療這一條路。」兒子眼神流露出堅定，慢條斯理地說著。

「好的，我尊重你們的決議，接下來，讓我告訴你關於安寧緩和醫療的細節……。」我內心相當佩服桑伊和兒子的勇氣，相信接下來的路，因為有愛，就不會太難。

一直等到桑伊的症狀漸漸地獲得控制，並且妥善護理之後，醫療團隊就讓桑伊重返都蘭的老家，彷彿可以再度聽見她那充滿靈性的歌聲，飛揚在青空之下。

一次，我跟春花居家護理師一起前往桑伊的家裡訪視，鄉下的房子很漂亮，展現出原住民的特色和風采，讓我們看了都十分著迷。這時候，忽然看見桑伊坐在家門口，嘴裡輕輕哼著原住民傳統老調，那歌聲韻律細膩悠揚，雲淡風輕的踏實幸福感，也不過就是這樣，我心想。

「回到山中部落，好像體力全都回來了，有時在門口坐坐唱歌，有時在客廳縫紉些小玩意，兒子會上山砍柴，隔壁鄰居都會過來串門子，吃飯時間通常都是熱鬧鬧的，每天就像是一場慶典，生活過得好滿足、好滿足！」後來天色漸漸暗了下了，我們依然繼續閒聊，她這麼說的同時，太陽緩緩下落，群星悄悄升起，彷彿有星光在她的眼中不停地閃爍。我聽了，也為她相當開心！

「妳有個孝順的兒子，就算是大熱天，一個大男人，依然可以把妳照顧得這麼好、這樣乾淨體面！」剛好兒子進門聽見了，摸摸頭，不好意思地走進廚房。

「要不要住院來做症狀控制？」後來再次的拜訪，評估桑伊已經瀕臨末期了，我對她兒子說。

「不想要住院，因為媽媽不喜歡。」他簡潔有力地回答。

「媽媽的狀況還能接受開刀，不管是放射線治療，還是化療，多少都會有控制。」我說，有點於心不忍。

「對於我們來說，媽媽年紀大了，用處就不大了，我應該趁著還能夠陪她的時候，多陪陪她，只要讓她沒有不舒服就好。」他笑笑地答，一如樂天的大男孩。

儘管桑伊後來的狀況，確實慢慢變得更不好了，不過可以感覺到她的內心充滿愉悅，兒子睡在身旁，讓她充滿熟悉感，那份安心讓人放心，也能消解身體上的疼痛和不適。

雖然，桑伊的認知上並無法關注和瞭解整個醫療細節，全由兒子全權處理，但她明白自己狀況不佳，當我們建議做一些治療，她聯想到之前治療的狀況，就下意識的拒絕。

兒子接收到媽媽的意念，秉持「希望媽媽能夠舒服度過餘生」的出發點，才會說：「媽媽就不要治療了。」表達出安寧的需求，最後選擇居家安寧，醫師跟團隊也接受他們的想法，展現出全人照護的意義與價值。

06

急重症安寧照護

安寧加法，有意義的最後一段路

黃琬瑜 醫師

如果生命是一條直線，台灣過往的醫療經驗裡，往往把安寧緩和對話放在路程的後段才開始討論，但到了這個階段，病人身體已被管子佔滿，家屬也已精疲力竭了。

因此，我一直認為，安寧是中繼站，不是終點站。

對立救與不救兩端，爭執的兄妹

我始終記得，那一百五十多公斤離開加護病房的身軀。

微冷的冬天，早晨剛披起外套急急忙忙趕來上班，一名身材碩大的中年男子因為併發症再度被送進來，突出的高壯身材，像極了年輕時，曾經以職業籃球員為業。我還記得，他進來時的體重是九十三公斤，高高大大的一個人，卻因為敗血症，引發多重器官衰竭。

「我們希望使用葉克膜，我有詢問過自己的醫生朋友，如果拚拚看，還可能有一線生機。」病人的兒子這樣對我們說，

「不，爸爸生病前就表示過不要插管、急救，我們不要插管。你有跟我討論過嗎？憑什麼自己做決定，這也是我爸爸耶！」妹妹對著哥哥，在加護病房的門口大吼。

在加護病房的會客時間，我們時常會碰到這種半帶指責、沒有共識的爭議。有時候是叔叔、有時候是阿姨、有時候甚至親兄弟間，對於「救與不救」都會有意見上的分歧。

「等妳下決定要等到什麼時候，能救就先救，等我們討論完，爸都活不成了，這樣妳就開心了嗎？」

兄妹倆的聲音引起了周遭家屬的關注，護理師嘗試安撫他們雙方，請求他們小聲點之後，把兄妹倆帶到一段距離之外的會議室討論。

「要如何進行後續治療，我們現在來討論，但是你們雙方都得冷靜一些。」團隊人員嘗試把他們拉開一小段距離，他倆算是答應的點了點頭。

「好。」我清了清喉嚨，「首先，針對要不要用葉克膜這件事，我必須坦白講，爸爸恢復到從前的狀況機會不是很大，而且用了它，機器就在那裡，綁住爸爸的將不再是疾病，而是機器。」哥哥雙手抱胸，一臉不以為然的樣子。

「我們可以繼續使用藥物治療，不過老實講，以病人目前的狀況……。」我頓了頓，有時候真的很難開口對家屬說這個病人沒機會了，面對想要救到底的家屬，只能嘗試如實告知，與死神搏鬥，可能導致哪些問題。有些人也許會直接拒絕繼續治療：「我不要他這樣子活著。」那麼我也會告訴家屬，如果如此選擇，又可能會面臨什麼情況，我們會如何陪病人與家屬一起面對。

我常常在想，如果一個人從來不知道插管之後，會在加護病房經歷什麼事，那他要如何去為自己或所愛的人的生命做決定呢？

「我們要救到底，我說了算，因為我是他兒子！一定要用葉克膜！」在這個個案裡，哥哥最後用堅定的口氣，當著我和他妹妹的面，說出他的決定之後就離開了。

「他平常根本就不管爸爸，現在才板起大哥的臉孔，會不會太遲啊。」妹妹依舊憤怒的對著我抱怨。

安寧之路是加法，而非減法

「有任何的醫療方法，都一定要試，一定要救到底！」往往是傳統孝道觀念的選擇結果，可是卻忽略了這個過程可能造成的身體或心理壓力；有時是病人受不了，有時是家屬受不了。

現在很多醫師在跟家屬的會談中，會把「醫療共享決策」放在裡面，亦即醫師跟家屬，甚至包括病人共同參與醫療決策，其實正是一種安寧療護的觀念。「醫療共享決策」不是為了分擔醫師的責任，而是提供家屬與病人間，多一點的選擇性。

有時病人或家屬來，會堅持一定要怎麼做、一定不要怎麼做，繼續詢問下去，多多少少都是因為過往有一些創傷。我在加護病房與家屬開家庭會議時，曾經多次遇到家屬明白表示了解病況已無力回天，但仍堅持急救到底的案例，細細探究才發現，通常都是之前曾經因時間或病情所迫，不得不對家人做出一些當下沒好好思考過的決定，使得愧疚一直糾纏到現在。

安寧療護最困難的一部分，往往正是溝通的過程，從召集家屬來開家庭會議、協助處理家庭問題開始，需要花許多的時間，因此在心理層面給予病人和家屬支持與關心是十分必要的事情。當家屬考慮做抉擇的過程中，團隊隨時觀察病人病情的變化，討論相關問題及後續的醫療措施。我們協助的不只是一般人認定的癌症病人，而是任何有安寧緩和醫療需求的族群，都能透過安寧的團隊得到協助。

還是有人認為：「救到底才是治療，安寧就是等死，完全放棄治療。」其實是相當不正確的觀念。關於末期的治療，有很多種不同方式，安寧提供的即是「另一種選擇，加法的概念」。

許多急重症病人本身可能是一位年長者，身體比年輕人多用了五、六十年，本身可能已經存在多種疾病，而使治療過程有所侷限，恢復也需較多時間。因此，讓病人擁有另一種選擇，放手讓他回歸生命自然路徑，藉此提升自身的生命品質，何嘗不是一種對於生命的「治療」？

我不太喜歡用「無效醫療」這個字眼，而以「無益醫療」取代。因為「無效」跟「放棄」這些詞，對於身處其中的病人及家屬傷害很大。我們從來沒有想過放棄病人，而是陪伴家屬及病人，用最和緩、溫柔、尊重的態度，共同經歷最後一段過程。安寧療護可以提供身、心、社、靈等很多面向的輔助，讓病人在走生命的最後一哩路上，不再是一種減法，而是加法。

關於醫療的千百種方式

「你們醫生講錯了吧？我媽媽會和我點頭，狀況變好很多了耶！」

還來不及確認病人是哪位、發生什麼狀況，正面迎來的是一個彪形大漢，對著我發出尖銳的質詢聲。

面對突如其來的質疑，我只能無奈地回說：「我們先幫你確認媽媽發生了什麼事，好嗎？後續再做檢查確認和追蹤。」我心想不會又是迴光返照，實際上狀況沒有變好吧！

雙手翻著病歷資料，迅速瀏覽了一下，腦海中浮起了這位老媽媽的病情和狀況。她是位多重器官衰竭的末期病人，轉來加護病房時，我和當科的主治醫師都一致認為，這個病人再怎麼撐、也撐不過這一個禮拜，結果進來加護病房兩天，她看上去生命跡象又比原來穩定許多。

看到家屬半帶憤怒、半帶期待的質疑，我猶豫了一下，還是嘗試婉轉解釋：「其實，以病人的狀況，即使當下生命跡象有所改善，恢復的機會可能還是很微小，可能要奇蹟⋯⋯。」

「妳不要跟我說那麼多，會點頭就是有恢復；沒有什麼機會很微小、可能或不可能這種事。」當下，我明白再怎麼說明，家屬也已經決定不再相信我了。

果然，來不及等到檢查數據出來，病人已經又心跳停止，需要開始CPR了。

身體是很奧妙的，往往沒辦法非常準確的預測與解釋，因為它有時候就是不照一般的常理來走。即便家屬轉來時已明確地說出：「除非媽媽能好到完全清醒，活動自如，不然不要繼續下去了。」然而，一旦出現了一絲微弱的改變，還是無法放手，因此在過程中，家屬可能不停改變想法。安寧團隊的目的，就是希望透過團隊在身、心、社、靈等多方面不斷的處理症狀、同理、溝通，爭取時間，理解家屬的不捨與需求到底是什麼？

其實，在安寧觀念慢慢生根的現代，病人和家屬要求「有品質的生命」比例正在節節升高，病人和家屬都希望能讓自己和他的親人、愛人不辛苦。但是往往無法說出「不辛苦」真正是指什麼。安寧團隊存在的目的，正是要協助他們思考：病人接下來會碰到哪些情況、有什麼醫療措施可以讓病人舒服一點、有什麼心願還想達成、在目前的狀況下可以如何達成心願⋯⋯。

倫理之道，氣球運動員的離開

那位九十三公斤的運動員病人，最後還是走了，我們為了避免他的死亡，使用了非常多種的儀器與藥物治療，洗肝、洗腎、努力調整升壓劑、補充水分以維持生命跡象，直到他生命到了盡頭。臨走時，他一百五十多公斤龐大的身軀，就像灌滿了水，鼓鼓的氣球般。

「你可以想像，一個人身體裡所有的空隙都充滿水，會是什麼樣子嗎？」每每跟實習醫師提到安寧療護時，我都會這麼問他們，因為那幅畫面，直到今天還是令我難以忘懷。當生命即將走到盡頭，面對一個可以預見的結束，我們希望以什麼樣的狀態走到最後呢？生死大事看起來好像無從選擇，但其實是可以有所選擇的。

我們講倫理時，其實常常談的是一種再教育過程，有些人到了很後期，才開始後悔：「當初怎麼沒有人跟我說，可以不要繼續辛苦下去了？」而有些家屬，其實根本不知道他可以放手。重要的是，我們談的是「放手」，並不是「放棄」，是希望藉由「放手」讓病人能紓緩的回歸生命自然進程。

當生命進入末期，積極治療往往無法讓人的病症痊癒，可能僅夠爭取多一點點的時間。然而這樣的多一點點，常常需要經過各種辛苦的療程，才可能換來。

即使病人變成植物人，或臨終前必須遭遇極大的苦痛，只要能把時間延長就代表「救成功」嗎？我一直覺得，「能救」這個概念，其實不是一道是非題，而是一個值得我們與家屬、病人之間不斷溝通及商談的選擇題。

安寧伴行案例

如果生命是一條直線

一位人瑞老奶奶在家昏倒，救護車送來急診室，診斷發現原來是胃穿孔了！緊急進行手術，開刀把穿孔的部分補起來。手術進行得十分順利，但因為胃穿孔已經導致腹膜炎引發敗血性休克，所以只好帶著管子住進加護病房。

奶奶的恢復狀況不是很好，兩個月後，雖然傷口長好了，管子卻再也拔不掉了。

◆安寧是中繼站，非終點站

加護病房內病人的病況隨時可能有變化，或許不能完全事先預測，但有經驗的醫療團隊可以根據各個器官「可能」發生變化的大方向與家屬討論，能不再受限於時間與病情的緊迫，造成病人和家屬不得不做出彼此愧疚的決定。

就像腦中風的病人再次中風的機率較一般人高，如果我們能在疾病發展至此之前，事先與病人或家屬展開對話，提醒他們開始思考：「一旦有哪一種程度的中風狀況發生，要不要開刀、要不要急救、治療到什麼程度……。」安寧療護往往就能在告知和對談的過程中開展了。

如果生命是一條直線，台灣過去的醫療經驗，往往把安寧療護放在路程的後段才開始討論，但到了這個階段，病人身體已被管子佔滿，家屬也已精疲力竭了。因此，我一直認為，安寧是中繼站，不是終點站。

◆最大的困難不是怎麼走，而是無路可走

醫療倫理的問題，每個人的信念都不一樣，但基本安寧療護是目前的趨勢，希望訓練每一位醫、護、社、心人員都能擁有安寧緩和療護的概念，而不是等到有安寧需求時，才會診安寧團隊。

面對死亡，我的態度是尊重當事人的選擇。多年的醫療經驗讓我自己很清楚，「放手」是最困難的。有的時候放手，才是一種救贖。

但每個人怎麼樣選擇，我覺得都沒有對錯。這個過程安寧團隊只參與其中間一段，但在過程中我們可以相互討論，了解他真正的需要，提供安寧團隊能力所及的幫助。有些人依舊會選擇努力到最後一秒，有些人可能有了其他選擇。

重要的是，得先有得選擇。

因為對於家屬和病人來說，最大的困難往往是無路可走，而不是他們不願意選擇如何走。

PART 3

社心靈

好好活著，好好說再見

無人可替換的照顧壓力，加上長期累積下來的身體疲憊、面對親人將要離世的悲傷，通通混雜成矛盾的情緒。

安寧緩和醫療，不只以病人為中心，更兼顧到家屬（照顧者）的情緒失衡，提供喘息的心理支持。

01

面對生命終點的兩難

末期病人醫療決策之路

鍾清惠 社工／教育管理師

病人的生命像是下樓梯，有時病人會一路以溜滑梯的速度走到終站，有時會暫停在某一層階梯，維持一段相對穩定的狀態，接著在某個時間點，再繼續往下一層階梯，這段相對穩定的狀態能維持多久呢？

同一條船上，選擇不同航程的雙方

「為什麼要讓他住到安寧病房？只要繼續使用抗生素，調整一些藥物，病人就可以跟以前一樣，順利撐過去，為什麼要選擇停在這裡？」吳醫師不認同家屬在這個時間點選擇安寧療護，太早放棄了，應該再給病人機會，努力拼下去。

事實上，家屬希望爸爸到了八十歲，能夠順其自然，不要那麼辛苦，期待讓爸爸有好的生活品質以及減輕症狀不適，因此，積極使用抗生素處理感染與插管已經不是家屬的選項了。過去半年來，家屬看著他反覆經歷相似的醫療過程，進出醫院越來越頻繁，也曾插管入住加護病房，雖然那次順利脫離呼吸器，也讓家屬開始思考這些醫療處置對爸爸的意義。

李爺爺長期由胸腔科負責照顧，雖然多數醫師評估病程已進展至末期，是接受安寧療護的適當時機，但吳醫師認為有機會撐過這次危機，就像過去幾次成功經驗，感染順利控制，爺爺可以出院返家。吳醫師曾對醫療團隊說過，照顧爺爺這麼久，有份感情，希望能盡醫師職分，延長爺爺的生命。吳醫師與安寧團隊有不少合作經驗，並非不了解安寧照護，也知道安寧不等同放棄治療，但面對如同朋友的爺爺，吳醫師也陷入理性與情感的糾結掙扎。

李爺爺轉進安寧病房後，症狀緩解了，也有更好的生活品質，家屬心安許多，不久後爺爺平順安詳離世了。後來，吳醫師遇到我，主動向我問起李爺爺的事：「家屬還好嗎？我知道他們感情很好，所以我希望讓爺爺多一點時間，其實……我也捨不得爺爺，才會那麼努力希望他能活久一點……。」為了讓家屬安心，我常說：「藥繼續這樣用就可以了，再過兩三天應該就會比較好，不用想得太糟糕，你們家屬多幫他加油就好……。」其實，這些話是說給自己聽的。我跟吳醫師說：「爺爺走後一個多月，我聯絡大女兒，他們已經順利辦完爺爺後事，家屬謝謝你這兩年盡心盡力照顧爺爺，選擇轉到安寧病房並非不信任你，而是覺得老天爺給爺爺的時間到了，希望讓爺爺好好地走。」我看過醫師坐在病床旁跟爺爺說話的樣子，爺爺還說：「你就像兒子，每次都講笑話給我聽，好乖啊，我真幸福！」

我能理解作為醫師可以幫助病人的武器，就是醫學專業和豐富的臨床經驗，如果什麼都不做，似乎就是放著病人不管的感覺，不知如何面對病人與家屬，包括自己的無力感；雖然看到目前的醫療處置沒有明顯效果了，但還是選擇繼續拼……因為放手真的很難……。

適時終止維生醫療，準備好了嗎？

病人與家屬做出的醫療決策，除了代表他們充分了解病程及預後，這也是他們認定的生命意義與價值。「適時終止維生醫療」對病人與家屬而言，是件不容易的事。做決策之前，醫療團隊理應完整清楚告知病情、預後及醫療選項，尤其需要說明終止維生醫療之後的照護方式，避免家屬認為停了這些維生醫療之後，等同完全沒有醫療。面對重要且困難的抉擇，病人與家屬需要充分溝通討論，醫療團隊適時給予情緒支持及陪伴，引導他們表達想法，而對醫療團隊來說，也是挑戰，包括說明時機與方式，適時讓家屬發問，聽得懂他們的弦外之音或難言之隱，承接情緒與壓力，觀察家庭會議過程中的家庭動力，盡量避免成為「一言堂」等等。

「病人、家屬、醫療團隊」雖在同一條船上，「立場不同，意見分歧」也會發生在醫療團隊之間。對於病人什麼時候適合接受安寧療護，適合與家屬討論終止維生醫療議題，團隊之間也會出現不同答案，包括醫師對於末期的定義不一定相同，而個人的訓練背景、工作經驗與生命歷程也會影響判斷與想法。例如，有些人認為：「抗生素可以一直換，為什麼要停？」、「雖然洗腎過程需要使用升壓劑，只要可以繼續，為什麼要停？」醫療的進步與創新不只是帶給末期病人與家屬希望，也增強醫療團隊對抗疾病的信心，當病人經過一連串醫療處置之後，「疾病」也許暫時能獲得控制，延長病人的生命，往往我們看見的是「病」，忽略了「人」。

林阿姨是個長期洗腎的病人，心臟不太好，也有一些慢性疾病，最近身體情況越來越不好，她主動跟家人提到對治療的想法：「順順的就好，不要拖著，半死不活，洗腎洗這麼久了，很辛苦，讓我輕鬆走就好。」孩子們能了解她的想法，支持她的決定。後來林阿姨狀況不好住院了，家人向醫師提出停止洗腎的想法，醫師回答：「我們再洗看看，應該還是可以的，不要這麼快就不洗了，給她機會，她還可以陪你們很久。」又過了幾天，林阿姨病情沒有什麼起色，家人再次提出停止洗腎的想法，醫師回答：「真的不要洗了嗎？不洗的話，她很快就會走了，你們要想清楚。」家人還是決定照著林阿姨的交代，停止洗腎，讓她舒服一點，順順地走。

當治療效果不如預期，病人整體情況持續走下坡，生活品質下降，病人與家屬想要的是什麼？醫療團隊能否停下來思考，這些醫療處置帶給病人、家屬與醫療團隊的意義。

生命，不一定都是緩慢往下走的過程

「你們醫生不是說，插管後，就能讓我媽媽比較舒服嗎？可是為什麼我媽媽越來越不舒服呢？她還是要繼續用這台機器和插著管子嗎？這不是我媽媽想要的，她以前交代我們，她要好好地走。現在這樣，我怎麼對得起我媽媽？她的管子可以拔掉嗎？」陳醫師初步了解情況之後，先與另一位專科醫師一起評估郭阿嬤目前的病況，確定是末期，符合末期病人撤除維生醫療的法律規定。陳醫師邀請郭阿嬤的家人召開家庭會議，家屬說：「阿嬤雖然身體還算不錯，但年紀大了，難免有病痛，阿嬤很開明，不忌諱討論死亡，因此很早就已經交代孩子們，如果到了生命的最後一段路，讓她舒服就好，不要做有的沒的，活到這個歲數，好走就好。」

那天阿嬤倒下了，在緊急情況下，女兒只記得要媽媽舒服，一聽到醫師說插了管就可以讓媽媽舒服，當下就同意進行插管接上呼吸器。但郭阿嬤的病況並沒有因著這些醫療處置獲得明顯的改善，家人捨不得看她這麼辛苦，所以提出能否執行撤管。陳醫師讓家屬充分表達想法，也仔細說明執行撤管的步驟，包括執行前、後會使用藥物緩解不適，給予家屬與阿嬤道別的時間與空間，協助家屬預備後事。

在緊急情況發生時，做出醫療決定的這位家屬背負著很大的壓力，當下可能來不及詢問其他家屬的意見，在其他家屬陸續來了之後，一時之間無法了解事件全貌，再加上焦急擔憂的情緒，做決定的這位家屬容易成為責難的對象。並非每個家庭都能像郭阿嬤一家人好好地與醫療團隊溝通，討論撤除維生醫療的步驟以及後續安排。困難的醫療決策是需要醫療團隊與家屬一起討論，有時無法在一次的家庭會議就有共識，家屬需要時間沉澱心情與思考，我們會說：「不用立即給出答案，好好想一想，如果有什麼疑問或是想與醫療團隊溝通的內容，都能提出來，我們可以繼續討論。因為這個重要的決定，希望家人彼此都能真正的心安。」

安寧伴行案例

信任扶持的四兄弟

一個八十幾歲的爺爺，有四個年近中年的兒子，原本住在老家，太太過世後，大兒子接來同住，其他三個兒子時常來看他。爺爺患有慢性阻塞性肺病，近半年來，病情起起伏伏。某個週末，大兒子陪著父親到公園散步，父親就這樣突然倒下去，趕緊叫了救護車送到醫院，做了插管急救，爺爺住進了加護病房。

其他三個兒子陸續趕來醫院並召開家庭會議，主治醫師說明雖然爺爺現在插管與使用呼吸器，但肺部狀況沒有很好，預估爺爺剩下的時間不多了。爺爺屬於八大類非癌症末期病人，符合末期病人撤除維生醫療的條件，如果家屬有共識，醫療團隊可以執行撤除維生醫療。

四個兒子都很難過，尤其是大兒子，他覺得父親插管這件事是他所造成。大兒子滿是歉疚的對著弟弟們說：「其實爸爸以前就說過不想要插管，當下情況太突然，我完全沒有任何心理準備，到了急診，才會做出這樣的決定。」

這時老三說：「主治醫生不好意思，可不可以給我點時間，趁著大家都在，我有一些話想跟大哥說：『大哥，我們都知道是緊急狀況，換作是我，也會這樣做。我們沒有怪你當下做的決定，所以不要再自責了。我們真的沒有怪你。』」兒子們都不希望爸爸繼續這麼辛苦，一致同意撤管，這也是當初爸爸想要的方式。

◆天使走過人間

謝醫師照顧佳佳好幾年，這次佳佳剛入院時，情況還好，謝醫師說：「許爸爸不用太擔心，目前還在可以處理的範圍，佳佳可以的。」後來，換了幾種抗生素，未見起色，謝醫師越來越擔憂佳佳撐不過這一關，雖然靠這些機器和藥物撐著，但她的時間真的不多了。

因為知道許爸爸和佳佳感情很好，也不知怎麼開口討論停止維生醫療的議題，擔心許爸爸的衝擊太大，每次加護病房探訪時間一到，謝醫師就想著：「怎麼說出口？」而許爸爸一看到謝醫師就說：「會好吧，再過幾天，也許感染就好了，我們再等幾天看看，給佳佳機會，說不定有奇蹟。」

在謝醫師決定跟許爸爸溝通前，她找我一起討論，跟我說：「我應該早一點跟許爸爸提這件事，但我忘不了上次在門診的情景，許爸爸一直求我救佳佳，無論用什麼方法也要救，我不知道如何回答，只能說好，我會盡力。」因為捨不得看到佳佳越來越辛苦，希望我們一起幫忙許爸爸。

我說：「許爸爸很愛佳佳，應該也捨不得佳佳受苦，待會我們先聽許爸爸說一說，再來討論減少維生醫療選項。大家都心疼佳佳，可是不知道如何安慰許爸爸。我跟許媽媽談過，她之前就希望不要刻意拖著佳佳，她跟許爸爸吵過幾次，因為她不想看到佳佳現在的樣子，才會不來加護病房了。」

那天，許爸爸邊哭邊說了好多關於佳佳從小到大的生活點滴，也跟我們說：「其實我知道她真的不好了，但這個決定真的太困難了，因為如果不用這些東西，她就會走了……可以給我時間，讓我好好想一想嗎？」

後來，許爸爸做了決定：「我和太太已經說好了，我也答應佳佳，幫她把管子拿掉，讓她可以輕輕鬆鬆地當天使……她從小身體就不太好，一直以來乖乖聽話接受治療，為了我們，很努力撐了這些時間，真的太辛苦……升壓劑不用再往上加了，她的手腳都開始變黑……時間到了，該讓她好好地走了。」

02

落實安寧共照服務

語「愛」的勇氣

曾稚婷 社工師

那一天，他講了很多，我看到他從講得神采奕奕到最後落下淚來。

我嘗試問他：「你這一輩子這樣過去，還會有遺憾嗎？」他聽完愣了一下，想想以後告訴我：「我覺得我這輩子，很值得。」

「偷懶不工作」的癌末大哥

參與會診的時候，我瞄了一下資料，五十歲出頭的男性，已經肝癌末期，所有抗癌的治療都已經做盡了，但他的腫瘤仍然沒有被控制的跡象。

主治醫師對他說：「癌細胞擴散太大，即使開刀也無法割掉，只能做一些症狀處理。」肝癌末期的症狀之一，是有腫瘤出血的風險，他上次在家已經大出血一次了，於是醫師嘗試把他的血管綁起來，避免大出血的狀況再度發生，因為只要下一次血管又破，可能就救不回來了。

照顧的護理師告訴我，病人有兩個已經成年的兒子和一個焦慮的太太，焦慮的太太常常將網路上蒐集來的新藥、偏方拿去問醫師：「你覺得這個有用嗎？別人都有用這個方式治好，你怎麼沒有用這個方法？」

太太的焦慮感染了所有人，醫師從一一解釋，並一再回答病人的病況已經太嚴重，不適合這些網路上的療法，到最後實在是無計可施，因此找上了我們安寧共同照護團隊：「可不可以麻煩安寧共照去看一下？這位太太是不是太悲傷了，而無法接受先生的狀況？每天都有很誇張的問題可以問欸！」

於是我們嘗試去跟太太聊聊。剛開始接觸這位太太的時候，其實跟想像中的樣態完全不一樣，她是一個相當溫和的人，說起話來也總是細細柔柔的，很難想像會每天纏著醫師和護理師，要求他們再試試什麼療法，或是要求醫院再多留她丈夫幾天。

但是再接著說幾句，就感受到太太的焦慮了，她問我們：「醫師是不是對我們不耐煩？要我們出院？可是先生這麼虛弱，帶回去怎麼樣的話，我沒辦法處理……。」

我發現她並不是理解能力有問題，也不是搞不清楚狀況，或是難以接受先生的病況，她只是承受了很多壓力，像是掉落海底快溺水的人，一看到浮在水面上的木頭，就緊緊地抓住每一個可能性。

我告訴她：「妳放心，醫師沒有對你們不耐煩，相反地，他知道你們有很多壓力，所以多找了我們一起來幫忙，看看可以怎麼辦。妳要盡量告訴我，妳擔心的是什麼？我們才能一起解決！」聽到我這樣說以後，太太的神情突然放鬆下來，拉著我在病房走廊小聲的說話。

她說：「不是我們不願意回家，我也很想帶他回家比較輕鬆，但是我們跟公婆同住，公公八、九十歲了，身體不好，所以家裡的人一直都沒有把狀況告訴他。而且我公公是受日本教育，是個很嚴格的父親，之前我先生做治療結束後在家休息，公公發現他總是待在家中，時常會大罵：『你怎麼可以偷懶不工作，請假在家那麼多天？』現在他的狀況更不好了，如果回家一定會被看出來。」

除了回家面對公公婆婆的壓力，親戚朋友們也不時地會打來關心他們夫妻倆的近況。她不希望先生受到打擾，取而代之的，就是她要接收這些「充滿好意」的關懷。

「妳有試過這個嗎？我聽說這種療法最有效，妳有嘗試過嗎？」

「怎麼一下子這麼嚴重？要不要乾脆換一家醫院？」

大家你一言、我一語，給了她很多參差不齊的意見。這位太太可能一開始很理性，然而時間久了，她內在矛盾的部分也開始蠢蠢欲動，開始疑惑：「對，這些醫生是不是都沒有試過？」

原來這對夫妻面臨的不只是疾病的改變，還有來自家庭和親友的壓力，他們很想要周全，但是太多的狀況一時讓人無法招架。我問她：「楊太太，楊先生有跟妳說過他的情況嗎？你們彼此的想法是什麼呢？你們有溝通過，他想要怎麼處理自己目前的狀態嗎？」

她搖搖頭，眼神一黯說：「我先生是一個很顧家的爸爸，可是很少表達自己的情感，每次我想談，他都不願意講。」太太認為，他表達的方式，可能也受到大男人的公公影響，家中很少談論感情，甚至連這些重要的事，包括財產該怎麼處理、後事想要怎麼辦，都從來不去碰觸這些話題，她從來不知道，也不敢問。

她問我：「你們能夠幫我確認他的想法嗎？可以幫我問嗎？」

我答應了她，扮演這個重要而艱鉅的家庭橋樑角色。

嚴父面具下，溢滿的愛

社工師是一個在家庭與醫療之間穿針引線的角色，需要透過各種蛛絲馬跡去判斷，家屬和病人現在需要什麼？比如說，假如未來病人可能失去自己照顧自己的能力，那麼那個照顧者是誰？如果面臨飲食調整，沒辦法再吃固體的東西，他的經濟狀況能許可嗎？有沒有人幫他去準備這些東西呢？

最重要的，大多時候我們的溝通都著重在理性層面，但是很多需求，我們都得從情緒出發，才能觀察到其它的面向。先從病人最在意的問題開始與他共同討論，讓他與我們之間的關係，建立出一些連結，才能明白他可能需要哪些協助。

當我要進去關心這位楊大哥的時候，太太哭著對我說不要進去，不想被先生看到她又在哭，我只好自己一個人坐下來問大哥：「醫師很關心你，知道你最近心情不太好，狀況又很虛弱，所以請我關心你的狀況，你好像很擔心回家的照顧問題？」

這是我們第一次談話，原本也只是抱著試試看的心態，不知道他願不願意開口，沒想到楊大哥一開口，話就止不住了。他說：「我心裡很清楚，這個大出血再出現一次，我就沒救了，醫師沒有直接跟我說，都是跟我太太在外面說，但是我很清楚，我也有心理準備。」

他一下子開門見山，反倒是我愣住了，於是我也乾脆直接了當問他：「你太太知道你知道嗎？你太太說，你都不願意跟她討論你的想法？」

相較太太滿滿的焦慮，楊大哥倒是氣定神閒，語氣緩慢又鎮定的說：「因為我也不知道要怎麼開口。」於是我開始好奇起他過去的人生，他是什麼樣的人？

楊大哥開始慢慢從他以前工作怎麼面對各種挑戰，到太太的姊夫突然暴斃離世，他一個人把太太家的塑膠工廠撐起來的過程，在所有全部人不看好的眼光下，怎樣堅持自己的信念，取得整個工廠員工的信任，跟著他一起打拚，保全了工廠，照顧了全廠員工的生計，也撐起了自己的家。

他告訴我：「當時大家都質疑可以嗎？但是我撐過來了。」看著他雖然虛弱，但卻神采奕奕回顧他的生活，我順勢問：「那你跟小孩呢？都怎麼相處？」提到孩子，他臉上帶著一絲不易察覺的笑意對我說：「我最近會跟小兒子一起打坐，兒子自己說是禪定啦！說幫助我在生病的時候，能夠更穩定自己的心靈。」

我點點頭，表示禪定確實是一種很好修養身性的方式。

「我自己不太清楚。」接收到我的認同之後，他反而有些不好意思地搔搔頭。「看到孩子這麼幫忙，就會覺得孩子大了，可是也會擔心，我都跟他說：『宗教可以信，但就是不要迷！』人嘛，總是要有些宗教信仰，不然會太自大了，可是千萬不能迷信，那樣反而會失去自我。」

他講著講著，神色有些黯淡下來。

「我其實滿遺憾的。妳知道，我爸爸是受日本教育長大的，從來沒有教過我怎麼和小孩互動。可是我不想變成這樣嚴格的父親，但卻一直不太清楚該怎麼和兒子互動，要突然變得親密，其實還是滿難的……。」

那一天，我以為很嚴肅的楊大哥，最後跟我談了一個多小時，從語氣平淡，到神采奕奕；

從起初眼角默默的淚滴，怕我發現而不著痕跡的抽衛生紙，到最後整包衛生紙抱在胸前，已經滿臉淚痕卻仍強忍無聲的哭泣。我看到他在身為丈夫、父親、兒子和自我的角色中，是那樣努力的取得平衡。

我嘗試問他：「你這一輩子，還有什麼想做沒做的遺憾嗎？」他聽完愣了一下，想想以後告訴我：「我覺得我這輩子，很值得。」我在他眼中看到淚水閃耀的光芒，帶著無憾。

我問他，這些話是不是要我轉告家人，家人聽了一定會很珍惜，但他卻搖搖頭拒絕了，他說，他想要用寫的，寫成卡片送給家人。

離開的時候，我看到兒子和太太躲在門簾外，兩個人邊哭邊偷聽了一陣子，太太說：「謝謝妳，讓他說了這麼多！」眼神卻帶有落寞。我告訴太太，正因為我是陌生人，他才能在我面前說這些，但妳們卻是他最放心不下的家人。

我鼓勵太太和兒子嘗試對楊大哥用語言傳遞關心，太太受到鼓勵：「對啊，他不說，我們可以鼓起勇氣說！」

朝著回家的共同方向邁進！

自那次談話之後，共照團隊的醫師與護理師也一起每週探視兩次，協助調整楊大哥的疼痛和不舒服的症狀。雖然原團隊說，太太偶爾還是會問有沒有可能好起來？但是他們已經開始慢慢聚焦在「怎麼回家」這件事上。

家人彼此有了共同的方向，接著就是朝著回家的目標做準備。

他們夫妻倆其實買了一棟房子在新莊，為了還多一點的貸款，於是先把房子租給了別人，自己跟著爸媽住。現在，醫師說可能還有一段時間，才會需要轉到安寧病房，太太表示，她決定先請原住的房客退租，讓丈夫能搬回去。他們決定回家的時候，太太跑來對我說：「辛苦了那麼久，才買到一棟房子，他卻從來沒住過，在剩下的時間裡，我一定要讓他住一下。」

雖然我跟他們接觸的時間並不是很多，可是覺得自己很榮幸，有機會參與、回顧他生命的那一個片刻，像這樣子的病人，雖然覺得感動，但同時也會覺得不捨，儘管這樣的感覺讓人沒有遺憾，走向圓滿的狀態，但我也仍然在學習，如何面對即將離別的內心衝擊。

社工師在安寧共照團隊中，隨著醫師與護理師探視還在各科住院的病人，這些病人與家屬可能正面臨疾病的變化，或是治療已經到達極限，除了面對疾病帶來的威脅，整個家庭的平衡可能也會受到影響，她們可能需要做很多醫療抉擇，或是需要更多財力和人力物力來提供更多的照顧；在這樣轉變的階段，我們的角色，就是引導病人與家屬看到現在和未來可能會面臨的議題，然後為即將到來的死亡做好準備。

安寧共照社工師是一個資源連結的重要角色，不管是人力、物力、財力，甚至是情感面的資源，都很重要；有些人可能經濟困難，但家人之間的凝聚力和情感支持卻很強，也有些人可能經濟無虞，但是與家人之間的關係疏離，很希望能化解家人朋友之間的隔閡。

在這些引導和協助的過程中，最常碰到困難的狀況，是有些家屬的防備心比較大，有些人不習慣自我揭露，有些則是不想。有時儘管我們看到了他的需要，但他卻不見得願意讓社工師參與，協助他度過難關。因此我特別感謝，楊大哥願意在第一次見面，就分享了他的生命故事。

沒有遲到的情書

後來楊大哥的虛弱狀況始終沒有好轉，因此，最後在楊大哥與太太的同意下轉入了安寧病房，楊太太每次看到我都會掛著溫柔的微笑，直到某一天，我看見楊太太在聯絡救護車，我跑過去問她：「妳們今天要回家了嗎？」她顫抖地回答我：「對，他狀況不太好。」

我跟著太太去床邊看他，其實大哥已經在彌留狀態了，我內心很難過，他們一直希望回家一趟，卻是在這樣的狀況下回家。他太太反過來安慰我：「不管如何，就是要在他還有一口氣的時候，趕快先帶他回家，至少讓他死在自己打拚下來的房子裡。」

我問她：「大哥有寫卡片給妳嗎？」

「有。」她指了指病床旁的小卡，對我說：「其實這幾天，他已經快要沒有力氣了，所以趕緊托兒子去買卡片。他很勉強，可能想要寫一個字，卻忘記那個字怎麼寫……但他還是勉強寫了幾個字送給我。」

我走到床邊，對著大哥道別：「大哥，我知道你現在很辛苦，但你可能還聽得到我們說話。我覺得你很勇敢，一直撐到現在，我很佩服你一直是個負責的人，雖然你總是很ㄍㄧㄥ，可是卻想盡辦法把意思表達出來了。你看，你留的卡片，太太非常珍惜喔。」

很多人要離開的時候，都希望自己是被肯定的，可以留下一些東西，所以當這個病人對我說，覺得人生沒有遺憾，想要選擇用書寫的方式表達感謝時，內心對他有無限的敬佩。他和兩個孩子、和太太，在生命的最後，仍然在學習怎麼多出一些互動，怎麼樣進行情感溝通，從言語表達這份家人之間深刻的愛。

太太聽到我說的，也在楊大哥的耳邊對著他講：「我有收到你的卡片，我很感動，我愛你，這個東西我會很珍惜。」

當我聽到她這樣說的時候，深深覺得自己的這份工作非常有價值。

03

陪伴，是最好的照顧
安寧居家的照護需求

王美淑 社工師

「除了身體上的累，還有心理上的累，自己已經快到崩潰邊緣了！」她說著說著差點就要哭了出來。

「妳已經做得很好了，我們再一起想想有什麼其他的替代方式，可以幫妳減輕照護上的壓力。」我心疼地對她說。

這種無人可替換的照顧壓力，加上長期累積下來的身體疲憊、面對親人將要離世的悲傷，通通混雜成矛盾的情緒。

身心瀕臨崩潰的女兒

中午時刻，豔陽把路面上的人孔蓋都曬到七竅生煙，路上行人個個都像熱鍋上的螞蟻一般，只顧加快腳步，拼命逃竄，恨不得趕緊找個躲藏的地方，只能任由汗水狂流，卻無計可施。

這種瀕臨絕望的心情，許多人可以說都深有體會。

身為家中唯一的獨女，王小姐有個罹患肝癌末期的老爸，因為父母早已離異，整個照顧重擔就落到她的肩頭上。

「除了身體上的累，還有心理上的累，自己已經快到崩潰邊緣了！」她說著說著差點就要哭了出來。

「妳已經做得很好了，我們再一起想想有什麼其他的替代方式，可以幫妳減輕照護上的壓力。」我心疼地對她說。

「有時候湧上心頭，竟然會想什麼時候可以解脫？另一方面又極度害怕，擔心爸爸離開了，剩下我一個人該怎麼辦？」她掩住面容，好似不想面對這種可怕的想法。

在我進行居家訪視的過程中，這種無人可替換的照顧壓力，加上長期累積下來的身體疲憊，以及面對親人即將要離世的悲傷，通通混雜成矛盾的情緒，可以說是時常見到的事。

透過安寧訪視，我和王小姐進一步會談，評估她的情緒狀況極為不佳，支持系統也相當薄弱，需要盡快尋求「替代性照顧模式」，提供暫時性的減壓。

於是，我和她討論花一些時間與爸爸溝通，重新討論照顧方式：「是否可以暫時性地到機構住上幾天？」、「家中除了女兒之外，是否有更多的人力，可以一起照顧爸爸？例如申請居家服務。」試圖從唯一的全職照顧者，轉換為陪伴者的角色，進而達到部分的減壓。同時間，我也持續肯定王小姐在照顧上努力與辛苦，避免使她產生罪責感，產生「好像是我拋棄了爸爸」的感受。

情緒失衡，照顧者的心理支持

對家屬而言，家屬除了面對即將失去病人的失落與預期性的悲傷外，家庭動力的調整與重組、主要照顧者的壓力與負荷，也是需要被好好關注。

末期病人的家屬可能會出現一些心理反應，譬如說：「這種狀況到底要到什麼時候才可以結束？」、「為什麼只有我在照顧或付出？其他人都不用？」甚至出現「真希望病人趕快死掉……。」等等念頭，然而，家屬往往又會對自己的想法產生罪責感。

諸如此類的心理困擾，可以透過醫療專業團隊的介入或照顧，提供家屬心理支持，讓情緒獲得抒發，或是透過家庭溝通或資源協助，帶來實質面的減壓效果。

「當照顧壓力與負荷過大時，出現這樣的念頭，對許多照顧者來說，其實是很常見的經歷！」我通常會這樣告訴家屬，同理並承接對方的情緒，給予足夠的支持。

情緒本身並沒有對錯之分，家屬也有自己的需求，對未來也會感到擔心，這些都是正常的心理反應。

接下來，還可以進一步評估，對於這樣的家庭失衡狀態，在照顧的人力上面，家庭內部有沒有其他替換人力？透過家庭溝通協調，是否可以找到輪替的方式？讓主要照顧者能夠得到喘息。如果沒有的時候，此時就可以考量，是否提供補充性的人力，譬如居家服務資源，依照每個病人及家屬的個別需求，由居服員到家中一起協助照顧病人，協助身體清潔、家務、環境清理、代購物品、協助陪同就醫等等，讓主要照顧者可以分擔壓力，暫時得到喘息，或處理自己的個人事務。

再者，倘若連居家服務的補充性人力，都無法滿足或緩解照顧壓力時，可能就要考慮替代性的照顧模式，也就是送往機構照顧，或是申請全職看護人力照顧。

安寧居家，以病人為中心

「那麼，該如何評估是否可以返家照顧？又該怎麼提出安寧居家的服務申請呢？」

當病人在病情相對穩定，而且暫時無住院需求的狀況下，出院返家會是一個優先選項，不只能夠回到熟悉的家裡，也能和家人有更多的相處與互動，這也是居家服務的一個理念。

另外，還有一些長期照護的病人到了後期，症狀越來越複雜，也會需要安寧居家照護。

前面提到的王小姐和她的父親，就是在全盤評估之後，選擇出院返家銜接安寧居家照護的例子。

只是，病人及家屬面對出院時的心情，可能會產生高度的焦慮，擔心病人的醫療照顧因出院而中斷，害怕親人無法好好善終。此時，安寧的醫療照護團隊會走出醫院到病人家中，提供「醫、護、社、心、靈」全隊的照顧，包括管路更換、協助領藥、傷口的照護與評估，同時也會傾聽與評估家屬在照顧上的困難，並花上一些時間，指導家屬傷口照護的技巧、紓緩水腫不適的按摩技巧、止痛藥物的使用與安全資訊，常見的突發狀況及處理方式，以及提供二十四小時的諮詢電話，讓家屬能夠安心與放心。

居家訪視有健保給付，依據病人的穩定狀況，一般來說一週大約一或兩次，每次停留的時間，則依當場的狀況做調整。重點在於以病人為中心，讓他們在自己熟悉的環境中，依然能夠獲得安寧照護。

針對回到家中安寧的病人和家屬，目前已有相當多的醫院提供居家服務資源，而且安寧居家的服務對象為末期病人，除了癌末，也包括八大非癌症類的重症病人，像是心臟衰竭、腎臟衰竭、末期肝病、晚期失智、其他大腦變質如中風、慢性氣道阻塞、肺部等末期疾病。

照護核心，讓病人和家屬都得到紓緩

然而，並非所有病人都適合回到家中，那麼，就要考量是否送往機構照顧，或是申請全職看護。

安寧居家訪視的場所，大致也分為以下兩種，一種是到家裡拜訪，另一種是到長照機構。以前大部分病人出院後都是返家照顧，但現在也有蠻多病人，病情穩定可以出院了，但是平日家人都去工作或求學，病人又沒辦法一個人待在家，只好選擇機構照顧模式，安寧居家醫療團隊一樣可以前往關心與協助。

身為社工師的我，會透過家訪實地瞭解病人的家庭狀況與結構，評估需求，再提供後續的資源連結。

「我可以，我還可以！」記得有一位年約九十歲的獨居阿公，一直吵著要回老家，就是不願意到機構，對於這樣一位年紀很大的案例，政府單位都曾經提供協助與資源，總是被他拒於千里之外。

回到家以後，他有位同樣九十多歲的哥哥，只好充當起他的主要照顧者。

可是，當我和護理師前往居家訪視時，卻驚訝地發現，哥哥本身也需要別人照顧，有時候他倆一天只吃一餐，或是哥哥外出，只好獨留他一人在家中，種種狀況都令人為之擔心，這樣的照護品質實在是不理想啊！

而且每當阿公的狀況發生一點特殊變化時，就得重新回到醫院診療，狀況穩定後，又得重新做一次出院準備的計劃。

其實，對於照顧品質上的認知落差是一個問題，我們認為合理的照顧品質是如此，但家屬的標準可能不一樣，只有透過不斷地溝通、磨合，才能找到對病人、對家屬最安適的方式。

「阿公，我能瞭解，你希望能住在家裡，因為環境較熟悉，而且有哥哥在。但是，現在我所看到的是，哥哥年紀很大了，我擔心他體力應付不來，而且如果哥哥外出，你上完廁所之後要等哥哥回來才能換洗，會很不舒服，平常如果哥哥不在家或晚歸，我也擔心你三餐沒人料理，會餓肚子……目前看起來住在家裡有很多的不方便，甚至會擔心到你的生活安全……。」

「我們試看看到機構住上幾天，至少有最基本生活照料及品質，哥哥平常也可以去看你，如果之後你體力有好一點，我們再評估是否回家，好不好？」我只好用這樣的方式，慢慢地勸說他。

後來，才發現原來他對於機構有所誤解，來自周遭朋友的閒談中，以為住進機構就會被虐待或是關起來。

然而，所謂的安寧療護與善終，並不是單由專業人員的評估為基準，同時也必須考量病人及家屬本身的背景、環境及個別性等因素，與病人及家屬一起找到最適切的照顧模式及平衡點。

關係搭橋，促進病人和家屬的情感修復

每次前往居家訪視的過程中，我會特別觀察病人家裡的居家環境，包含客聽擺飾、牆上照片、是否有養寵物等，詢問他們：「這是在哪裡買的？」、「誰送的？」、「什麼時候去玩的？」「裡面的成員是誰？」、「誰養的寵物？」、「由誰命名？」透過身邊的媒介及觀察，有時病

人回應了，家屬也會跟著補充，促進彼此的互動。

有些時候，對一個家庭而言，可能第一次面對死亡的議題，沒有經驗可循，我便會拋出一些議題，透過提前的心理準備與思考，提供相關且充分的資訊供選擇，讓病人與家屬對於善終、後事兩無憾。

某種程度來說，我們團隊所做的服務，可以說就是在幫病人及家屬做臨終前的準備，同時讓他們在有限的時間裡，能夠相互的道別、道愛、道謝，與道歉，也許他們有的不擅表達，或是本來就不睦，但是我們為雙方的關係搭上了一道道橋樑，病人和家屬的情感修復或許就會出現很多的「可能」。

一個家，因為有著彼此的愛和關心，也才算真正的完整。

安寧伴行案例

遺愛，留給孩子的有形思念

「我想為孩子們做些事情，為他們留下一些紀念的心意……。」小珍躺在床上，氣若游絲地告訴我。

「好，我們一起來完成！」我在居家訪視中對她這麼說。

病床上是一位三十八歲的年輕媽媽，小珍兩年前診斷出胃癌，經過一段時間的抗癌治療，仍不敵病程的進展，醫師解釋病情與說明治療的極限後，建議以安寧療護作為治療方向。

小珍有兩位小孩，哥哥八歲、弟弟才四歲，決定接受安寧療護之後，評估剩餘的生命可能不長，表示希望多陪陪孩子們，因此回到家中安寧。

◆生命倒數，爲孩子留下愛的禮物

那一袋擺放在床頭櫃上的物品，裡面有卡片、拼圖、毛線球、西卡紙等，大概放了幾週了，只是小珍的病程進展迅速，體力每況愈下，心有餘卻力不足，最後慢慢地被遺忘了。

安寧居家團隊的家訪，除了給予生理上的照護，還會傾聽病人敘說生命故事、感受等，後來，我想起了她曾經說過內心的期盼——想要給孩子留下些紀念與回憶、想要表達身為母親對孩子的祝福與永恆的愛、想讓孩子記得媽媽的樣子……。

於是，我轉頭看看他們家中四周，電視櫃上有著許多家庭出遊、生日節慶的照片，各類的DIY的相框與擺飾，大概猜想到小珍應該是個注重節慶、喜歡製造驚喜，和愛好親手製作小物的人。

於是，家訪時我與小珍聊起了家庭生活瑣事，她說到以生肖幫孩子取乳名的原由，每晚哄孩子睡覺是床邊故事是「三隻小豬」，每年都幫孩子倆一起辦生日派對，並且會訂製孩子最愛的卡通造形蛋糕等。

有了這些故事線索，我慢慢拼湊出一些想法，和小珍和她先生討論，決定以相片、卡片小物為媒材，融合過去生活回憶與未來祝福，寫下要對孩子們說的話，製作出「愛的紀念冊」。然而，計劃趕不上變化，討論後的隔週，病人病程進展十分迅速，在住院後的隔天就離世了。

「謝謝妳告訴我屬於妳的生命故事，妳放心，我會和妳先生繼續完成紀念冊，盡力將妳想要對孩子表達的一切，放在紀念冊中送給孩子，妳一直參與其中，讓我們一起完成它……。」來到安息室，我內心默默地對小珍說。

◆愛的禮物，思念的延續

「愛的紀念冊」是在小珍過世後一個月才完成，冊子的封面是小珍挑選的愛心拼圖，分別寫上小珍平日叫孩子的暱稱。

紀念冊以繪本故事編排，孩子們如同翻閱故事書一樣，能夠輕易地感受到母親的溫度。翻開紀念冊，第一頁是以「三隻小豬的故事」為開端，屬於小珍和孩子們親密的床邊故事時光。緊接著，紀念冊後續陸續加上許多元素：

◎**摩天輪**：將家庭成員照，繪編成摩天輪的圖像，以孩子最喜愛的遊樂場表達著歡愉，象徵家庭的圓滿，縱使媽媽不在了，心念依然陪在身旁。

◎**台灣走透透**：以火車軌道串聯每張到各地遊玩的照片，彷彿是生命的軌跡，讓孩子記住與家人的美好出遊回憶。

◎**向日葵花海**：黃色的向日葵是小珍最喜歡的花和顏色，以向日葵花海為構圖，融入許多媽媽漂亮的獨照，每一朵向日葵都有著媽媽不同的樣貌與微笑，讓孩子可以沉浸在溫暖的陽光花海中，盡情地思念母親。

◎**馬賽克拼貼**：用繽紛的色紙創作馬賽克拼貼的愛心圖框，象徵著拼湊記憶，從倆孩子出生那一刻到每一年的生日照片，細數著媽媽總是製造各種驚喜，用心舉辦歡欣的慶生派對。

◎**熱氣球與天燈**：用飄向天空的熱氣球與天燈的昇華意象，傳達母親對孩子們的祝福與愛，象徵著儘管媽媽已經不在世上，但不管是過去、現在、一年、五年、十年後的未來，母親對孩子的祝福與愛一直都在。

◎**胸前口袋**：孩童的喪親悲傷和大人的悲傷反應不同，對於幼年喪母的孩子而言，因心智發展對死亡理解程度的不同，心裡難免會有所疑惑，於是以「胸前口袋裡放著母親的照片」，象徵著媽媽永遠存在孩子的心裡，回應孩子內心的聲音，告知孩子：「當你想看媽媽的時候，可以隨時就可以看到（照片從口袋抽出來），平常的時候就把她好好收藏著（照片放入口袋夾），媽媽一直都在你心中。」

◎**放風箏**：來到了最後一頁，用一家三口在草坪上放風箏的意象，象徵著「新的生活與心的連結」，用母親留下的黃色毛線成為風箏線，風箏象徵著天上的母親，另一頭則是父親與孩子，表達「即使在不同的時空下，但是我們的關係仍以不同的形式緊緊相繫在一起。」

最後，還有一堆小珍留下的生日卡片，似乎想要預寫給孩子的慶生卡，於是我轉換形式，將卡片還給小珍的先生與孩子，同時告訴孩子們：「這是媽媽買的卡片，在特別的節日，或者有話想跟媽媽說時，也可以寫卡片給媽媽！」讓孩子與母親之間的愛和情感不因時空而間斷……。

儘管媽媽走了，孩子也能用自己的方式來思念母親，我們為兩個孩子各做一本紀念冊，讓他們在人生旅途中，每一個階段都能有各自思念母親的方式與空間，發展新的關係與長出新的能量。

04

牧靈關懷與生命對話

超越心靈的力量

吳淑慧 牧師

馬偕安寧病房裡什麼人都有，病情穩定評估可出院；但有出院、轉院困難的、失去或沒有親人的、甚至是無名氏……。

來到安寧病房的病人，每一位都接受靈性的初篩，我們從病歷略知病人的背景，經由會談瞭解病人與家屬靈裡的難處和軟弱無力的樣貌等需求，因著臨在陪伴關懷；生命對話露出來的微光，卻讓他們燃起僅只的生命力量。

死別的重量，一輩子的深情

天還沒亮，窗戶玻璃上籠罩著一片低垂的夜色，空氣寂靜的像是能殺死一隻隻蚊子，病人重重的呼吸起伏，以及輕聲低喃的嗚咽，這是安寧病房的深夜，生命即將走入終點的病人，總是很難獨自沉沉地睡去。慣性的失眠及惡夢，除了是身體和藥物的問題之外，更多的時常還是心靈因素。

這一波的老年的病人有好幾位，其中從收到薛爺爺兒子遺族回函附信中，知道薛奶奶的近況：

吳牧師，收信平安！

我是住樹林病房薛○○兒子，轉眼間過了一個月，父親後事也已辦完，心情逐漸沉澱下來，雖偶爾傳來母親隱隱的哭聲，還是有些心酸。老人家總是脆弱些，只能盡力陪伴！

馬偕安寧病房真是專業又充滿愛心的地方，我們家人到現在想起來還是感動不已！每位醫師、護理師容貌都常常浮現在眼前，真誠的祝福你們平安、健康。

謝謝給母親的安慰和安心，特別特別的感謝！

薛○○　敬上

這是關於九十六歲爺爺的浪漫愛情故事，近八十歲的太太，整整小了他十七歲。

當年他是一位學校的行政人員，東北人，很高很帥，奶奶剛考進來時，還是個年輕的新人，阿公一眼看到她，就對她一見鍾情。他很努力地追求她，雖然爺爺年紀比奶奶大上許多，但是她很感動，兩個人從年輕就開始交往，最後，儘管家人反對，她還是義無反顧地嫁給了他。

義無反顧的愛，安寧床前的等候

結婚之後，騎著腳踏車接她上下班，就是爺爺每日的工作，他沒有一天缺席。即便後來爺爺退休了，他還是堅持每天載著她上下班。奶奶總是小鳥依人般依靠著爺爺。

他們倆有著相同的喜好、共同的話題，每個假日，爺爺都會約奶奶去美術館看畫、博物館看展覽，他們的足跡踏遍了整個臺北市，幾乎每個地方都有他們的故事。

直到今年，爺爺因為心臟方面的疾病住進了安寧病房，奶奶和兩個兒子每天都會來病房看他，而奶奶更是勤快，每天早上，從民權西路站轉乘捷運過來看爺爺，到下午才離開。只有一天，奶奶因為腳踝疼痛，先去看醫師，沒辦法來。那天日子不好過，整天奶奶非常自責，流淚哭泣好幾回。隔天一早，兒子跑來找我，希望我能和她談談。

「薛奶奶，兒子說您腳痛了？」我走進病房詢問。於是我蹲了下來，順著她摸著的腳踝看著，「看起來真的不舒服！」薛奶奶點點頭，「我腳痛，所以昨天沒有來，我對不起薛爺爺，在他最需要我的時候，我怎麼可以不在他的身邊。」她淚眼汪汪的對我這麼說。

「妳腳痛很不舒服，對嗎？薛爺爺知道嗎？」我同理地問她，她對著我搖搖頭。「那妳要不要跟爺爺說一下，他雖然眼睛閉起來，可是妳的聲音一定聽得到，因為那是他聽了好多年、最好聽的聲音。」

奶奶笑了出來。

放心不下的，是妳！

其實爺爺轉到安寧病房後，大部分的時間都處在意識不清的狀況。偶爾精神比較好，起床的時候，焦點幾乎都放在奶奶身上，陪她說話、安慰奶奶說：「雖然我放心不下妳，但是妳不要忘了，我們一直都是很好的夫妻，這樣就夠了。」

奶奶始終覺得自己做得不夠好，利用怪罪自己，來轉移難忍的痛楚，也因此，對於沒有準時天天前來這件事，感到更自責。

「如果爺爺知道，妳因為腳痛沒有來，妳覺得他會理解嗎？」

「當然會，他那麼愛我。」奶奶用堅定的表情說著。

爺爺進到安寧病房不到一個月，慢慢就呼吸衰竭地安詳離開了，我始終忘不了奶奶優雅氣質笑容中卻微微帶著愁容，很多人以為，高齡年長的病人和家屬，應該已經預備好道別，其實不然，死別擁有一定的重量，那個重量對奶奶來說，是很重的，讓她還沒陪爺爺走到臨終，明顯表露出預期性的哀傷，「我是不是永遠失去他了！」因此陪伴奶奶在爺爺的床邊訴說著兩人共同的回憶、共同的愛情故事，再次堅定兩人的誓約生死不變！

半退休的大兒子很擔心媽媽，於是連續好幾個禮拜，陪著奶奶一起重遊臺北市的博物館、美術館，跟著她一起看畫展，回味父親從前與她約會的過往。

我鼓勵她：「當妳去的時候，有時候輕輕地閉起眼睛，妳一定能感受到，其實爺爺也陪伴妳前往看畫了，因為他會一直住在妳心中。」

記得薛奶奶曾經皈依法鼓山，習得許多現代佛法家庭觀和生死觀，於是我就對她說：「生死是歡喜來去。」她點點頭，似乎很安靜、很平穩地理解了。

靈裡親情糾葛，重回被母親愛的孩子

「翁先生，昨天晚上睡得如何？」

「嗯！」輕輕地得到一聲回應，病床上一名五十多歲的男性病人，總是一個人行動，就算身體極虛弱也不願意任何人協助，倒水、如廁、梳洗和眼神冷淡地看著這一切。像是把自己隔絕於時空之外，待在病房裡，只是為了等待死亡一般。他曾經擁有親人，但自從事業失利後，因為不想連累家人，於是從親情抽離出來，孤單地一個人面對疾病、進出醫院，再到身無分文需要他人接濟。

馬偕安寧病房裡什麼人都有，病情穩定評估可出院；但有出院、轉院困難的、失去或沒有親人的、甚至是無名氏……，來到安寧病房的病人，每一位都接受靈性的初篩，意識不清無法溝通的病人，我們依然探望並與他互動，在耳邊問候、握手觸摸是最基本的愛與關懷的陪伴。

有些病人沒有家人和親戚，或是他曾經擁有，現在卻不方便跟他們聯絡。有時病人不想聯絡他的家人，可能自己也有苦衷。

安寧團隊希望的是把每一個病人都納入大家庭，我們就是他的同伴和家人，許多病人需要提供物資上的資源、關注他內心的孤獨並給予支持，靈性關懷的起點我們並未期待一定跟家人上演大團圓或和解的戲碼，但就在陪伴病人作生命回顧過程，我們逐漸繪製出病人的家庭或人際關係的生命線，於是關鍵的人事浮現在腦海中的記憶裡：「在這些關係裡，有你最想念的人嗎？」

而翁先生，就是其中一位。

儘管初接觸時，感受到他整個人擁有很大的失落和絕望感，隨著我們不停嘗試有聲無聲的陪伴，聊出他的興趣，發現他越過了一大步，原來是一位說話文謅謅、富有文學造詣的人；慢慢地，翁先生談起自己，談起家人彼此的關係，說著說著進一步做出了人生反省。

「反省」有洗滌的功能，可以讓人揮去生命中的塵埃，重新面對自己、面對環境和面對重要的人事物。這是一個重要的契機——牧養指引病人靈性的長成。而在許多病人的生命故事中，「母親」常是最懷念的人，最懷念的記憶，也是與母親相處的記憶。

我問他：「這段生命旅程中，誰影響你最多？」

他沉默了一陣子之後，慢而堅定地對我說：「我想到母親。」

她是一個溫柔有智慧，清秀恬靜的鄉下女子，嫁給父親後生活過得還可以，慢慢地，孩子一個一個出生。漸長，兄弟姐妹大都會幫忙家務讓父母專心賺錢，到了青少年就打工幫忙家計，生活無憂無慮，加上大自然的薰陶，真的是人間的樂園。

母親總是鼓勵、不停地給予，她的愛好像沒有底線，她愛書卻無法讀多一點，「受到母親的影響，我也愛書，浸在書籍情節裡那種幸福感……，我真的很想念母親。」

進一步探詢後才知道，翁先生母親生前生病臥床是翁先生在床邊照顧母親。母親離世後，他毅然地離開了故鄉，完全投入工作賺大錢的世界裡。

「我以前是公司的主管，本來就賺了很多錢，可是人吶，最後就是一個貪字。」他躺在床上晃動著自己的頭表示無奈。「想賺更多的錢、想賺得比原本還多，結果投資失利還負債，連累最親的家人。」

原來，他一直覺得從家人中抽離可以避免他們受害，所以就連生病的時候，都不願意再麻煩他們。漸漸地，他發現自己其實是在等死，人處在巨大的失落感中，對周遭的人事物沒有任何感覺，他想自我放棄、把自己封閉起來，不僅不跟家人聯絡，也對任何人總是冷冰冰的，「不想再連累任何人了。」他這樣想著。

從心底栽出一顆生命小樹

聖誕節快到了，送禮的日子，我帶了一盆植物過去看望他，是真實的、有生命的植物，小小綠色盆栽上，栽了一小顆像榕樹般的木種，我自己覺得很美，特別想送給他。

走進病床，看到他簡單打了一下招呼，躺在床上斜眼看著我帶來了禮物，顯得有些訝異。我說：「這個送給你，花店老闆告訴我，它非常容易養活。你只要滴幾滴水，它就可以活得很好。」

他眨了眨眼。

「只要幾滴水，就可以活得很好嗎……？」他自顧自地喃喃自語。

「我就像這棵植物一樣，對吧？只要滴幾滴水，你看！我也可以像它一樣，繼續活著。」他突然像是頓悟般，從絕望中掙脫，開始看出生命的不同意義。

從此以後，當我們跟他討論到生命的意義跟價值時，他就變得不太一樣了。

翁先生在生命回憶裡重回被母親接納、被鼓勵和被愛的情景，未過的哀傷終於得到安撫，歸回沈靜無掛礙的生命，心裡的糾結釋放了；靈裡也得到自由滿足，他告訴我：「此生足矣」。

就在這時候，翁先生身體的疼痛需要調整用藥，按其狀況已須用鎮定劑，隨之清醒的時間愈來愈少，我也陪伴問候到他最後那一天。

靈性照顧，讓受苦靈魂得到緩解

不論是一名無神論者、或是有任何信仰的病人，大部分的人，可能都會相信有一個「超越的力量」存在。依照需要個別根據專業經驗，量身打造出靈性照顧計劃，包含「持續的評估和釐清」、「持續同理接納」、「從過去尋找力量」、「引導專注當下並展望未來」。雖說是「計劃」，其實很大一部分的重點在於「持續同理接納」，即使生命只剩下幾天，透過生命回顧，透過展望未來、把握當下，我們還是能找尋到一些力量，幫助自己向前邁進。

馬偕安寧病房裡，除了個人照顧的部分外，每週安排藝術治療和音樂治療課程。依據病友的現況，評估哪些是當下他最需要的信心或鼓勵，將課程與生命意義等議題做結合，我們就能朝這個方向去進行協助。比如說，我們常在音樂治療中，唱一些老歌，可能是夫妻跳的第一支舞；或過去全家人在一起，最喜歡唱的歌……，有人聽著、有人得到了安慰，他們彼此透過這種交流，互相傳達出情意。

通常來到安寧病房的人，已經在前端生病了好一段時間，各有自己不同程度的困擾，針對不同靈性困擾找出原因，從前端到安寧，讓所有病房都能進行完整式的緩和醫療，是馬偕、乃至所有醫療人員的目標想望。

因為所謂治療，最終目的無非是希望讓受苦的靈魂得到緩解。

安寧伴行案例

思慕的人，重症夫妻的靈性交流

「我心內思慕的人　你怎樣離開　阮的身邊
叫我為著你　暝日心稀微　深深思慕你
心愛的　緊返來　緊返來阮身邊……。」

他想點一首《思慕的人》給太太，自從太太生病後，都是他陪在身邊細心照料左右。提出音樂治療建議的時候，他曾經很感慨地對我說：「原本以為，退休之後終於能悠哉地享享清福、四處去旅行遊歷一下，沒想到，我老婆卻要離開了。」

「吳牧師，我其實不想讓她就這樣離開，真的不想。我們沒有小孩，她再離開我，我就什麼都沒有了。」他眼睛紅紅的，像是竭盡所能不要掉下淚來。我知道他跟太太的感情特別好，在病房的時候，每每團隊去祝禱，他不是牽著老婆的手對她說情話、就是買回來一大堆食物，一個個舉起來問他太太要吃些什麼。

靈性照顧中，有時候很仰賴家屬做為重要一環，她的先生在旁照顧她、彼此訴說、表達愛意，擁有一些肢體的接觸，對於被照顧的病人來說，是很重要的一個過程。畢竟，對她來說，我們都只是過客，僅是在她快離世、最無助的狀態下，陪伴她、告訴她，身邊很多人愛她的那個過客。

我對先生說：「死亡並非真的離開，她有一個部分留在你心裡，一直陪伴著你，讓你永遠記得她。只要記得，就沒有消失過。」

「如果我年紀更大了，記不住任何人事物的時候，該怎麼辦呢？」

「就算等你老了，記性變差，愛還在你心裡，愛是不會消失的事物。」

他聽了進去，雖然眼眶還是紅的，但是默默點著頭。

隔天，音樂治療鋼琴聲，雙手邊彈、邊唱起《思慕的人》的時候，我看見先生手緊握住沉沉睡去的太太，眼角流下了眼淚。

「好親像思慕的人　優美的歌聲　擾亂阮耳
當我想著你　溫柔好情意　聲聲叫著你
心愛的　緊返來　緊返來阮身邊⋯⋯。」

05

面對終點，好好放手

臨終者的心理安適與轉化歷程

王映之 心理師

關於善別，我認為「善待彼此的關係」是為真諦，我們不需要完美的善別，也不需要完整、制式地完成四道人生——道愛、道歉、道謝、道別。

我們為善別做的努力，是真誠、盡力在這個關係裡，給自己、給家人多一點允許，也因著對善別的信念所做的努力，留下的「安心」是家人間能給彼此最好的溫柔。

用行動回應心靈的感召

走在安寧療護的路上，能夠以心理師的身分成為馬偕安寧的一員，除了一個與自身生命扣連的原因之外，也是一個因緣際會有幸聽到了恩師李佩怡教授一場關於臨終病人心理照顧的演講。

老師傳達的臨終照顧的態度與理念，不僅與我的相契合，她還讓我知道，真正有人把心理的專業工作帶到病床邊，除了生理性的照顧，還透過心理及靈性的關顧，給予臨終者心靈的安適、促發臨終者的心理轉化，為生命善終的努力帶來一種心的取徑。

佩怡老師言談中流露出對生命的大愛，讓我相當的感動並且受到了感召。於是，我用行動回應了這個心靈的感召，也在家人的無條件支持下，我在臺北護理健康大學的生死與健康心理諮商系完成了我的第二個碩士學位，繼而投入安寧心理師這個心靈志業。

安寧心理師是位生命的擺渡人——安寧病房階段病人心理的轉折

當疾病在醫學上有證據，近期內病程會進行至死亡已屬不可避免時，此為疾病歷程光譜上一個重要的轉捩點。具備有安寧療護知能的醫療團隊，會開始與病人、家屬有諸多討論，促發病人及家屬能夠認知到生命的有限性，若治癒性的醫療處遇對病人來說已經是弊大於利，能夠及時調整醫療的方針，也在心理層次協助病人及家屬思考，如何能更有預備地走向生命的終點。

在安寧的臨床中，我們會發現，在死亡的強大焦慮下，病人及家屬的醫療決策常出現反覆、矛盾與先前共識不一致，這經常讓人感到疑惑：「病人和家屬來到安寧前，不是都準備好了嗎？」

其實就心理層面來說，死亡好比烈日，沒有辦法一直凝視，認知和情緒的擺盪是人類面對失落正常的歷程，心理師也在這個心理擺盪歷程中工作，當生命的終點線已能從跑道上清楚看見時，身體功能的變化，牽動著人類對於生命與死亡意識程度的消長，一個人對生命的意義、價值的思考會變得豐富。

然而，當身體疾病惡化，可能會在收穫意義感之前，更快面臨的是身體功能退化，以及巨大生理煎熬狀態下的無助、無望的孤獨與失落。死亡彷彿是一個巨大的壓力，使得生命的板塊壓縮，把過去難以面對但可以姑息不理的，推波助瀾地來到面前，不得不給予其觀照與處理，家庭成員也需要重新去面對之間那些未解的糾葛與心結。

若其不然，當病人過世後，就成為悲傷歷程中需要額外花心力處理的心理議題了，這也是為什麼我認為安寧心理師是臨終者的擺渡人。

我們的存在重點，不在於讓病人接受，而是面對。允許他在不安定的狀態裡，陪伴他度過身體衰敗中的惶恐與無助，能夠在心靈有一安頓之所，自身便能展露出屬於他面對死亡的方式，如此即是面對死亡的心靈擺渡，在生與死的過渡中，能夠充分、充實地活在每一個當下，因為心靈越安定，恐懼則越少，人類在死亡來臨之前，還是能夠經歷心靈上的轉化與成長，這就是心理整合的歷程。

安寧照顧中的美善生命計劃

我們可以從三個「善」的相關概念去協助病人。

香港大學行為健康教研中心在香港賽馬會慈善信託基金捐助之下，成立了「美善生命計劃」，把善終服務依對象在死亡事件的調適終極目標訂為——「去者善終，留者善別，能者善生」，藉著社區教育、專業培訓及研究工作，期望推動公眾人士對死亡和喪親的認識，期待死亡變得不再令人害怕，反而成為生命完滿的句號，讓我們能更正面和感恩地面對生命的每一天。

第一個是臨終階段的「三善」，分別是幫逝者善終，在彼此關係層面要善別，然後留下來的生者才可以善生，繼續好好地活著。大致上，引導會朝這三個方向進行。

如何預備善終？

善終是協助、引導病人支援長者、末期或長期病患者正視死亡，為自己的死亡及身後事做好預備。因此，在善終為目的照顧仰賴安寧醫療團隊為最有力的後盾，緩解病人症狀提升生活品質。因為生理舒適是個人最需要被滿足的基礎需求。在身體相對舒坦的狀態下，病人也才較有心力做進一步善終的討論。

善終有生理層面，也有心理層面。生命的意義和價值，在一個人面對臨終的心理層面的討論可說相當重要。傅朗克（Frankl）認為苦難有助生命意義的追求，布萊巴特（Breitbart）認為意義可以透過創造價值、經驗價值，以及態度價值的創造，來實現個人的生命意義。

因此，我們可以在會談時，針對這三個層面去對病人有所好奇，例如：「這輩子對你來講，什麼是最有意義？」、「有沒有重要、有意義的東西你要傳承下去？」、「最快樂、光輝的日子是什麼時候？」並邀請病人可對自己的生命進行敘說。

照護現場

黑道老大想要傳承的信念

曾經有一位病人是已經金盆洗手的黑道老大，在他年輕的歲月裡，很荒唐的度過一段黑道日子。

對他而言最重要的意義就是不讓子女步上他的後塵，能受到良好的教育，也盡其所能，把自己改邪歸正後的生命經驗以及價值觀，傳承給孩子。

後來，我幫助他錄了一段影片留給女兒，他對女兒說：「爸爸什麼都不要求妳，但是妳要做一個站出去，是有禮貌的孩子，妳的行為要好好照顧，這樣子妳就夠讓爸爸感到光榮。」

於是，保存與傳達自己重要的生命信念，便是他能夠在心理達到善終重要的因子。

如何達到善別？

關於善別，我認為「善待彼此的關係」是為真諦，我們不需要完美的善別，也不需要完整、制式地完成四道人生——道愛、道歉、道謝、道別，我們為善別做的努力，是真誠、盡力在這個關係裡，給自己、給家人多一點允許，也因著對善別的信念所作的努力，留下的「安心」是家人間能給彼此最好的溫柔。

心理師則是這些關係間的橋樑，尤其是幫助那些存在有溝通困難、有衝突、隔閡的家庭成員，臨終善別的互動能夠被促發，然後更有勇氣的進行。

照護現場
腫瘤帶給她的生命啟示

曾有一位女士腹腔的腫瘤腫得像懷孕那麼大。我們有許多次的心理諮商會談，她跟我談到如何跟腫瘤共處、對話，以及腫瘤教她生命的功課：她跟她先生在個性上很雷同，都很有想法卻固執，但在形式作風的展現上卻很兩極。

先生個性很外放，相對之下，她在家裡面就是隱忍和配合的角色，為了整個家的完整，事事委屈求全，壓抑了自己。

病人認為這個腫瘤，是壓抑下的結果，凸出的腫瘤，也彷彿是要提醒自己需要改變與先生既有互動方式的生命課題。

心理師的角色是去觸發她，幫助她能夠覺察，並且在她的意願和能力可以配合下，開始做她生命中不容易的功課。

在一個契機下，她鼓起勇氣，開啟了與先生的對談。雖然在這次夫妻的會談間，兩人還沒有辦法有勇氣眼對眼的交談，於是我就坐在病人與先生的中間，幫助兩人能夠面對自己在關係中的脆弱，卻能夠繼續對話，並且在對話中聽見自己與對方。

在這個會談後，我見證了他們彼此在關係中因為了解、溝通然後或的成長：「縱然你們原本相處像磨沙子，兩個表現方式南轅北轍的人，彼此都磨得很不舒服、很難過，但是長久以來，你們都待在這個家裡，為什麼呢？因為妳（病人）想要一個家、他（案夫）也想要一個家，兩人想要一份『我們家』的愛，也都為了這個家的愛在努力。所有悲傷或者是紛爭，其實都只是愛上面的灰塵，你們都在剛剛的努力中，嘗試拂去灰塵，讓愛顯現。」

如何達到善生？

在善終的心理工作中，心理師陪伴著病人及家人串連起他們過去共同相處的那些珍貴回憶，回憶裡面有愛、有生命的亮點，常常在敘說的過程中笑中有淚，不僅僅是沉重與悲傷，生命的色彩會留在即將要離世的人心裡面。

他們會覺得自己不再只是個將死之人，而是曾經跟這些人有過這麼多交集、做了這麼多豐盛的事，活到最後一刻的人。

這些彩色的場景也會留在這些家人、生者的心裡面，他會記得在這個場景裡，不是只有哀淒，還留有自己與家人生命共構的故事。當病人過世後，家人則能帶著這些故事繼續回到他自己的生命裡，當他需要療傷的時候，能夠被故事的溫度溫暖，還能夠透過自己將這個生命故事延續下去。

美善生命計劃在善終的工作中，心理師意圖幫助面對死亡擺渡的人們，能夠順利並且積極的過度到下一個階段。這即是，當善終與善別的預備逐漸完備，善生便是一個自然到來的結果。

安寧伴行案例

信任並運用，每一個生命的韌性與療癒力

心理師常常需要透過問話去探索一個人的生命，也仰賴在一定的關係建立後，進行心理層面的處遇。

然而，在生命末期階段的心理工作需要拿捏分寸，評估在如此有限的時間要化解過去創痛的可行性。臨終階段的心理任務，不是移除原初的心靈創傷，而是盡一切努力讓來到我們這裡的病人，心靈獲得安歇之所。身為安寧心理師，需要以病人的善終為首要顧念，當挖掘這些故事不再有意義，如何拿捏比例和心理會談的目標，需要靠心理專業評估。

我記得，曾經有一個七十幾歲的男病人，幼年時的家暴經驗造成心理創傷。雖然，距離受創的年歲已遠，第一次會談時，發現他願意敘說，但當他在想起被家暴、疾病、面對死亡等壓力之下，仍舊誘發他在創傷經驗後，產生一些壓力相關的身心症狀，例如：心裡惶惶不安、身體發顫、心跳加速，甚至連帶著影響夜間睡眠。

當我警覺到，便轉換了當次的會談意圖，我想，有什麼方式，讓他離去前，能夠看見生命既有的力量，而非繼續挖掘創痛。希望讓他知道我對他有絕對的尊重與信任。

每個人都有與身俱來的力量，也就是心理學上說的「韌力／復原力」（resilience），

一個人的韌力不等同於剛強，而是人們遇到創傷、挫折、壓力時，可以再復甦的一種能力，也是回應壓力情境的適應能力。在會談裡，我帶著這位病人一同去尋找他本來就有的韌力，雖然談到了過往的創傷，但會談也同時聚焦在他為自己所做的努力，比如說他在關係和解上的努力，與創傷經驗拉扯到後來，可以共處的成功經驗，這些是源自於心靈的力量與智慧。

最後，我邀請身為基督徒的他帶領我禱告。一同禱告時，我握著他的手，可以感受到他的身體在禱告當中逐漸穩定放鬆下來，我對他說：「你能感受到逐漸安穩下來的心嗎？這個力量不僅來自於我們的對話，也在於你本來就有能力，在惶恐時安定自己的方式和力量呢！」

在他帶領禱告的過程中，除了有注入宗教靈性能量上的意涵，更是讓他可以在過程中，覺察自己能主動啟動自我幫助的正向循環，運用自己力量安撫自己，提升自癒力。

隨後，我邀請牧師進行後續的牧靈工作，讓病人在牧師引領的步伐中，延續心靈平安的覺受，這也是安寧場域展現「全隊」照顧的力量與意義。

當然，不是每一次與生命的相遇都能寫成黃金案例，只能期許自己與每一個相遇都同樣用心，允許跟尊重每個人有屬於自己生命的修煉，不是都要有完美的結局才叫圓滿。希望自己出現在他人的臨終旅途中，能夠幫助他們心靈能夠多一分安穩、往善終多走一點點，我們的出現才有意義。

06

關於靈性關懷與照護

靈性對話，帶來真實的力量

胡蓮芬 關懷師

「我的病會好嗎？」、「我將走向死亡嗎？」、「將來有一天我離開世上，到底要去哪裡？」

在病情的變化中，藉由靈性的引導和陪伴，確實能帶給病人極大的安慰、支持和陪伴的力量。身為一名關懷師，以愛、真誠和尊重態度關心病人，當他們感受到靈性關懷所帶來的溫暖力量，就有機會引導病人打開心門，坦露生命故事和內在想法或未竟之事，讓靈性從混亂、困頓中，得著愛、引導和陪伴，讓心靈重新找到平靜和安適。

靈性關懷師，和你生命對話的人

在一個秋意漸濃的早晨，我從玻璃窗望出去，感受到一片秋的氣息正緩緩來到，花園栽植的樹木落葉片片，感受大自然裡季節的交替和轉變。

不一會兒，一道溫暖的陽光照進了病房，這道光隨著玻璃的折射之下，在地面上投影出信仰的力量……。

「關懷師，我不知道為何在人間受苦，內心遍尋不著生命的解答，妳能告訴我嗎？」和一位病人在病房談話，她哭著對我說。

「家人生病後，我變得非常淺眠，常常深夜無端驚醒，莫名哭泣，原本以為只是一時情緒，沒想到越來越嚴重！」另一位家屬眼眶泛紅傾訴著。

每當聽著這些無助者的傾訴，我明白，確實改變不了他們的現狀，但可以藉由專注聆聽和陪伴，讓他們在談話中重新整理自己，從引導中使問題慢慢抽絲剝繭，期待得到一個可以前進的方向。

面對生命困境，找到對話的窗口

「靈性」的確很難用兩三言語講清楚。那麼，「靈性關懷師」在病房裡扮演什麼樣的角色？

當人們被宣判罹患癌症時，心中往往產生許多疑問：「為什麼是我？不是別人！」、「我的病會好嗎？有可能痊癒嗎？」、「如果治不好，是否將走向死亡？」、「難道老天爺在懲罰我？」

此時病人感到死亡正層層逼進，內心充滿極度的焦慮，好像雙腳不小心踏入沙河當中，無法自拔，持續往下陷落，身邊被害怕和恐懼團團圍繞著。

而靈性關懷師的角色就是和病人、家屬進行一場生命對話，從對話中彷彿開了一扇窗，透過話語的撫慰和引導，帶來真實的陪伴和力量，讓病人和家屬從靈性的困境中找到一絲曙光，從生命的泥沼中被拉拔出來，慢慢地走出困境並持續向前行。

因此，「靈性」可以是來自內在的一股動力，這股力量將引領人們面對身體和環境、人事物周遭帶來的變化，與至高者或信念連結，感受愛和被愛、希望、饒恕、存在的價值、生命的意義等，藉此力量超越肉體的痛苦，面對生命終點。

同理、傾聽，陪病人經歷悲傷

「關懷師，我好害怕即將要離開這個世界⋯⋯。」小雲掩著面容，緩緩對我說。

「面對死亡，內心的擔心和害怕似乎籠罩著妳，妳願意說說擔心的事情嗎？我願意在這裡陪伴關心和傾聽妳的內心所擔憂的事情，妳可以說給我聽！」

當下的我，真實感受到她的無助，需要更多的支持，藉由在一旁同理的傾聽，無形中就能帶給對方一種極大的安慰和力量，在陪伴中讓她知道自己並不孤單。

馬偕紀念醫院設有靈性關懷師，歸屬院牧部正式編制，每位關懷師都必須受過靈性關顧和輔導、神學、醫學等相關專業和臨床訓練。身為一名靈性關懷師，最重要的職責，正是引導病人的心靈層面，讓他們在安寧病房住院期間，在關懷師的陪伴關心中，重新找到真實的自我，找到心靈的安歇之處。

如何幫助臨終病人得到靈性的安適？靈性照顧是依循人類各宗教裡共同普世價值，例如：愛和被愛、饒恕、希望、信心、存在意義和價值等，以宗教靈性和信念為前導，促進於「天、人、物、我」的關係和睦，以醫治、修復、支持和引導為目標，過程中期許病人在終末和死亡來臨前，從紛亂的困擾中，重新找到心靈的平安。

信仰，找到平靜安適的力量

「將來有一天離開世上，到底會去哪裡？」、「我就這麼消失在這世上了嗎？」、「我在世上的罪孽可以除去嗎？」、「我會上天堂？還是下地獄？」

面對病人諸如以上的大哉問，說起來很難給予全面的解答，但是面臨死亡的關口，這些都成了他們最急迫想要知道的內容。

此時，若是透過信仰或是宗教儀式，可以幫助病人走出心中的困境。

院師和關懷師藉由聖經經文的宣讀、禱告和儀式陪伴，如同在天地之間搭上一座橋，讓病人和靈性搭上線，感受神聖的安慰和力量；若病人非信徒，則引導他們在天人物我的關係中，重新檢視生命中的怨恨、執著、痛苦……，然後試著尋求身心的真正平靜，預備進入另一個國度。若非基督宗教者，也藉由轉介與病人相同信仰宗教師進行關懷。

關懷別人，也要照顧自己

「關懷師一直關懷和照顧別人，那麼有沒有人關心照顧你們呢？」有時候病人會問我這個問題。

從事靈性關懷這麼多年，發現每個人都有低潮的時候，當然關懷師不是上帝，也不例外。自我照顧有以下方式：從每日靈修、祈禱、屬靈導師的對話和引導，使自己從困惑和低潮中，得著平靜和力量，進而重新得力。日常興趣培養也是幫助自己，獲得情感昇華的動力之一。因此，唯有將自己照顧好，也才能做好關懷別人的角色。

建立關係，用愛復原一家人

「妳不要過來，我不想要看見任何人，也不要做任何治療……。」王大哥摀住耳朵，舉起手，作勢要驅趕護理人員。

安寧病房關懷師面對病人把自己孤立起來時，該如何進行靈性關懷？

安寧病房裡並非每個病人都願意敞開自己的心，將內心與人交流。有些人罹患癌症之後，開始跟外界產生距離感，與人的關係斷裂，把自己孤立起來，不想讓別人知道他的狀況，甚至躲起來不願見人，一直到進入安寧病房仍舊把自己封閉。

當遇到「拒人於千里之外」的病人，醫護人員會主動轉介給關懷師，事先告知病人和家屬關懷師來訪。面對病人心門緊閉，不想和外人接觸，關懷師多數採取的關懷策略以積極、多次的關心和探訪，與病人建立足夠信任感和安全感，進一步了解病人此刻最擔心和掛慮的事，隨之而來病人自然敞開心門，願意更多自我表露。其實每個人都需要被關愛，「愛」是靈性照顧最好的一帖良藥，真心的愛和關懷，佐以真誠、耐心和尊重，那麼即使再剛硬的心，也會柔軟下來。

陪伴家屬——面對悲傷，給予內在安定感

「我是不是快要死掉了？」病床上的老媽媽這麼問兒子。

「媽，您不要亂想，您還好好的，會長命百歲……。」兒子一邊擦眼淚，一邊強顏歡笑地說著。

癌症病人經常碰到的狀況，是家人不敢告訴他們罹患癌症、疾病情況。

經過漫長時間的照顧和陪伴，大多期盼家人的疾病能夠得到改善，甚至有好轉的可能，但疾病仍朝向不可逆的方向，對家屬而言，確實如同受到重擊般的難受與痛苦。

陪伴家屬走過這段難熬的路程是相當重要的事。告訴他們擁有悲傷的權利，增加內在的安定感，與親人這段時間的連結都是有意義的，不僅對此時此刻，面對未來生命回憶時，也會減少遺憾和愧疚感。針對家屬的自我照顧，也可從「天人物我」四個關係進行靈性覺察和照顧：

◆天——信仰或信念是否正確？是否了解信仰對死亡的看法？面對家人終末和死亡時，信仰能增強心靈支持的力量嗎？

◆人——照顧家人的階段人際關係如何？是否有其他家人幫忙交替照顧病人？

◆物——家中經濟狀況如何？是否有社會資源的支持？

◆我——身為照顧者的角色是否能調適得當？即將面對死亡和終末的情緒，是否有被照顧到？或是找尋到支持和分擔的力量？

感受悲痛——好好告別，好好再見

「好了，不要哭了，等等要笑著送走爸爸，不然會讓他有所牽掛！」一位母親疾言厲色告誡小女兒。

「好，好……。」女兒趕緊拭去淚水，試圖把悲傷隱藏在笑臉背後。台灣人的傳統文化中，遇到病人離世的情況，有好多的禁忌，例如：不許家人哭，不然親人會捨不得離開。安寧靈性照顧期待的是家人能彼此好好地道別，「哭」是一種正常哀悼和道別的表現，因此反而會鼓勵家人在當下能好好大哭一場，不論是照顧的歷程中，照顧者長期看著病人各種變化的壓力和情緒，亦或是不捨其他家人所承受一切，透過悲傷情緒引導家屬適切地表達悲傷和哀悼，甚至說出最後道別的話，如此才不會讓家屬感受到遺憾。

關懷師，除了提供家屬臨終時儀式和須注意事項，也協助生前、生後告別禮拜的舉行，透過安慰的話語和詩歌，簡單而溫馨的儀式，將信仰帶給面對親人死亡時，能給家屬莫大的安慰和支持的力量。

悲傷治療──在群體中找到力量

家人的真正悲傷，往往要從辦完儀式後，才真正開始。

安寧團隊為家屬舉辦悲傷治療的團體，通常半年舉行一次。邀請家屬回來參與，目的在於有機會了解家屬近況，和陪伴家屬走一段悲傷歷程，並提供相關資源使家屬感受被支持。

此外，院牧部會舉行一年一次全院性的追思禮拜，時間定在每年清明節與復活節前後，當日邀請家屬一同追思親人。離別是種傷痛，但能與曾經關心過家人的團隊成員再次碰面，在共同的追思和懷念中，將對親愛家人的思念，以儀式的方式呈現，如同家人再次把悲傷化為最好的祝福。

安寧伴行案例

一場最後的音樂會——獻給資深合唱團團員

阿嬤和阿公鶼鰈情深，每一次的探訪，總看見年紀八十多白髮斑駁的阿公身影，依偎在病床邊，用他溫暖的手撫慰著老伴，阿公並非只是白天，而是二十四小時隨侍在阿嬤的身旁。

這幕愛的畫面，任在場的誰看見了，都會為之動容。

◆鶼鰈情深的愛，合唱團結「音」緣

一個天氣晴朗的早晨，一如往常進到病房探訪關心，言談中，阿公提及阿嬤是某間銀行合唱團團員，唱了二十五年之久。

此刻的阿嬤，從原本疼痛苦楚的愁容中，頓時展現了笑容。「是啊！我可是從第一天成團到現在最資深的團員。」阿嬤得意的笑容中，感受到參與合唱團所帶給她的滿足和喜樂。就這樣我們開始了一場走入過去的懷舊時空的對話，一同和兩個可愛的長者回憶過去的種種。

阿公甚至拿出手機裡的相簿，展示給我看，每一次阿嬤出演時穿的團服，各種不同的款式，有復古的、時尚的、中式、西式。另外，各種不同類型的演唱會，小型的、大

型等等，相片中阿嬤的神采可不輸模特兒呢！

看見阿公洋洋得意的笑容，真的感受到阿嬤多麼以是合唱團團員為榮，也感受到阿公的滿足、驕傲。

阿公說，幾乎阿嬤的每一場演出，他都如影隨行，場場必到。就在我們很開心的暢談時，阿公突然之間默默地走離房間，到病房的走道啜泣，身為關懷師的我，立即感受到阿公的悲傷，於是請家屬照顧阿嬤，隨即走向走道想安慰他。

此刻阿公早已兩淚縱橫，不斷地以自己的外套擦拭眼淚，但終究止不住悲傷和淚水。我陪著阿公到一旁，拿出口袋裡的面紙，讓阿公擦拭，並伸手輕撫他的肩。

阿公不斷地跟我對不起，我說：「阿公，沒問題，今天要當是我也是會捨不得，會難過的。」阿公說他是受日本教育的，他說：「我不應該在妳的面前這樣，但是我一想到就會難過，她已兩、三年沒去唱歌了，因為生病之後就沒辦法參加，今年聖誕節也沒辦法去，過去好多年合唱團都來淡水馬偕醫院演出，她都有來唱。唉！今年還是沒辦法……。」阿公一陣的心酸。

我傾聽、陪伴、安撫著阿公，等到他心情平靜些，陪阿公回到病床旁，心裡一邊想著，阿嬤和阿公一家人有著遺憾，我們到底能為他們做些什麼？是否能有機會幫助阿嬤在離世之前，還能實現心裡的願望？

◆圓夢計劃，沒有遺憾的陪伴走最後一哩路

關懷師想為阿嬤實現一個圓夢計劃——「慶祝鑽石婚暨合唱團入社二十五週年紀念感恩音樂會」，於是告知安寧團隊成員，開始著手進行。聯絡過程原是為了阿嬤合唱團入社二十五週年紀念感恩音樂會，沒想到有了意外發現，阿公告訴我，今年也是他們結婚六十週年鑽石婚，是非常有意義和值得紀念的。

其實，這個計劃是在和阿嬤的病情賽跑，因為阿嬤的病情每況愈下，為著籌備這次的音樂會，知道隨時會因為阿嬤的病情而有變化，於是內心不斷地向上帝祈禱，希望上帝能為這個家庭保留最珍貴的時間，讓他們沒有遺憾的陪伴阿嬤走最後一哩路。

經過多次和各方的聯絡籌備，時間終於來到週日下午，阿嬤這幾天雖進入意識較不清醒的狀態，但她知道我們即將為她舉行音樂會，於是在醫護理人員萬全的準備，家人、關懷師的陪同下，展開這場感恩紀念音樂會。

當天合唱團指揮和彈琴老師，以及所有團員們，早早來到現場練習，她們用心的預備過去阿嬤和她們一起演唱的歌曲。

雖然阿嬤身體虛弱無力，但當聽見耳熟能詳的歌曲，她的嘴巴竟呢喃地跟著唱，臉上呈現滿足的微笑，那如同天使般的笑容，此刻空氣中凝聚著愛和感動氛圍，相信阿嬤已收到眾人的祝福。

經過多首歌的演唱後，指揮老師特別頒發銀行董事長要給阿嬤的「入社二十五週年紀念」獎狀和花束，感謝這些年來阿嬤的參與，與合唱團團員把歌聲傳遍許多的角落，帶來關懷和溫暖。

關懷師也代表安寧中心頒發一張「祝福阿公阿嬤六十週年鑽石婚」的獎狀。此刻的阿公，再度感動落淚，且緊緊牽著阿嬤的手，不斷地提醒她：「妳有看見嗎？妳有看見嗎？」阿嬤清楚地回答：「有啦！」音樂會就在優美的歌聲和眾人的祝福中結束。隔一個禮拜後，阿嬤便安詳地離開世上。

安寧病房裡時常迴盪著有溫度的感人故事，團隊期待以愛和關懷陪伴悲傷受苦的人們，讓病人善終、家屬善別，使生命的終點沒有遺憾。

附錄

馬偕30

醫護社心靈的六全伴行

馬偕安寧療護大事紀
本書作者群簡介
馬偕安寧衛教影片

馬偕安寧療護大事紀

1988年　成立安寧療護籌備小組。

1990年　3月13日成立台灣第一個安寧病房。
共同發起成立中華民國（台灣）安寧照顧基金會。

1992年　提供安寧居家護理服務。

1995年　共同發起成立台灣安寧照顧協會。

1996年　參與行政院衛生署安寧居家療護納入全民健康保險試辦計劃。
首創緩和醫療門診。

1998年　正式成立安寧療護教育示範中心。賴允亮醫師擔任首位中心主任。

1999年　共同發起成立台灣安寧緩和醫學學會。

2000年 擴床至63床，成為當時世界規模最大的安寧病房。與各界共同促使立法通過安寧緩和醫療條例。首次衛生署安寧評鑑實地訪查並通過認證。

2003年 安寧病房開始照顧漸凍人（運動神經元疾病）。

2005年 成立安寧共同照護小組團隊。

2009年 安寧病房開始全面照顧八大非癌病人。蘇文浩醫師擔任第二任中心主任。

2011年 共同發起成立台灣心理腫瘤醫學學會。與財團法人陽光社會福利基金會「口腔惡性腫瘤顏損服務」簽立合作案，提供安寧居家服務，服務區域涵蓋台北市、新北市、桃園及宜蘭等地。以安寧療護榮獲「SNQ國家品質標章－醫療院所類－醫院特色專科組」認證。

2012年 獲得衛生福利部表揚「預立安寧緩和醫療暨維生醫療抉擇意願」註記健保卡宣導優秀團體，之後每年得獎。

2014年 方俊凱醫師擔任第三任中心主任。

2015年

成為國際安寧療護協會（International Association for Hospice & Palliative Care, IAHPC）團體會員。

2016年

通過歐洲癌症醫學會（European Society for Medical Oncology, ESMO）認證，成為台灣第一個通過ESMO認證的醫療單位，並於2018年再次獲得認證。

在YouTube開設Hospice MMH頻道，提供安寧護理與衛教資訊。

2018年

開發馬偕安寧療護APP，提供社會大眾進一步了解安寧療護。

與馬偕精神醫學部心理腫瘤醫學團隊再次榮獲「SNQ國家品質標章-醫療院所類-醫院特色專科組」認證，主題：聽見心聲，六全一生——整合的心理腫瘤醫療服務。

2019年

開設預立醫療諮商門診。

成為歐洲癌症醫學會（ESMO）指定的安寧緩和醫療訓練機構，是ESMO在亞洲唯一指定的機構。

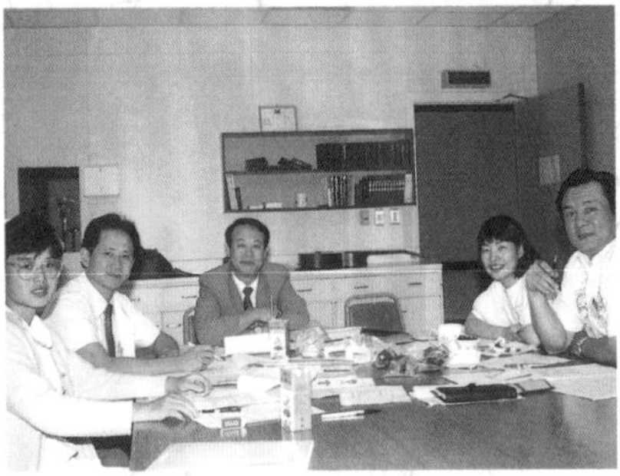

1988 年安寧籌備小組

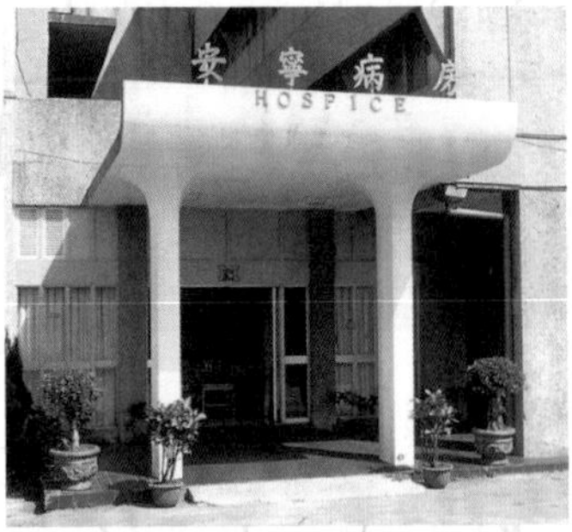

1990 年成立台灣第一個安寧病房

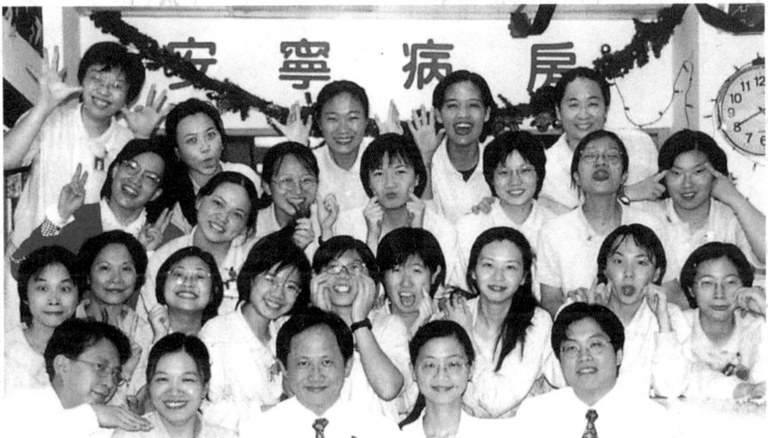

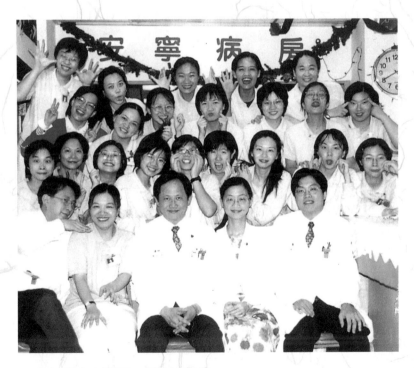

1990 年成立台灣第一個安寧病房

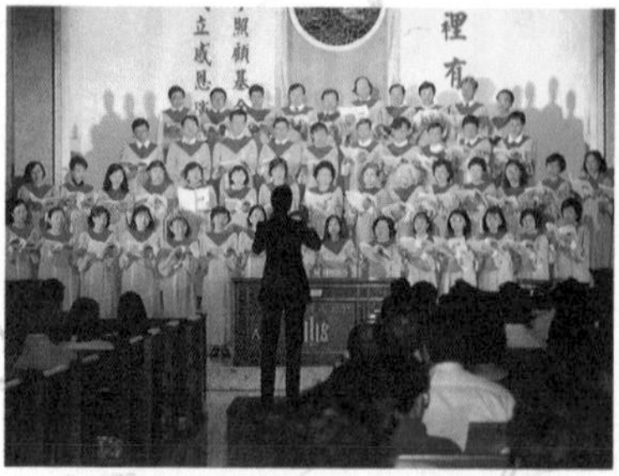

1990 年共同發起成立中華民國（台灣）安寧照顧基金會

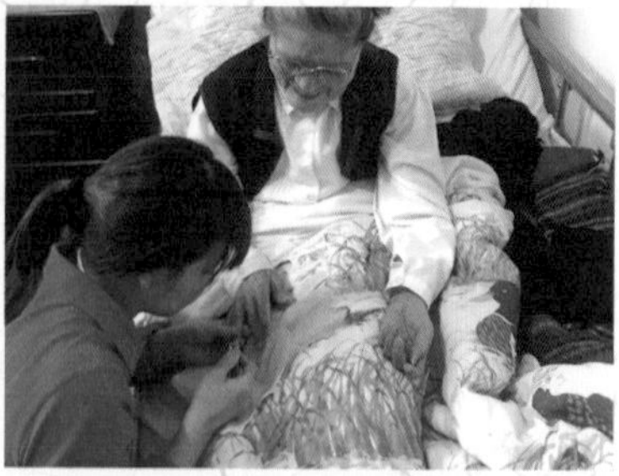

1992 年提供安寧居家護理服務

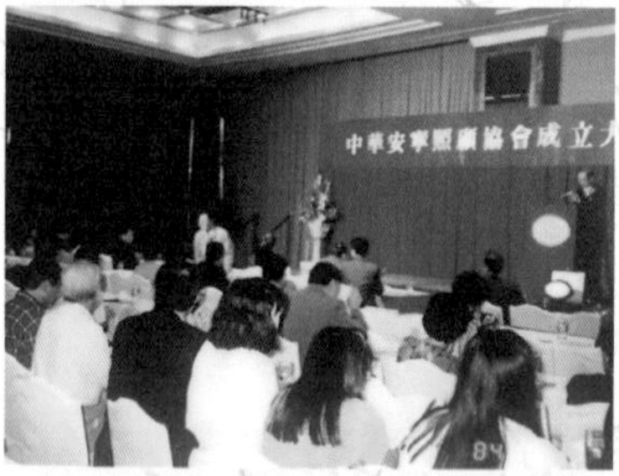

1995 年共同發起成立台灣安寧照顧協會

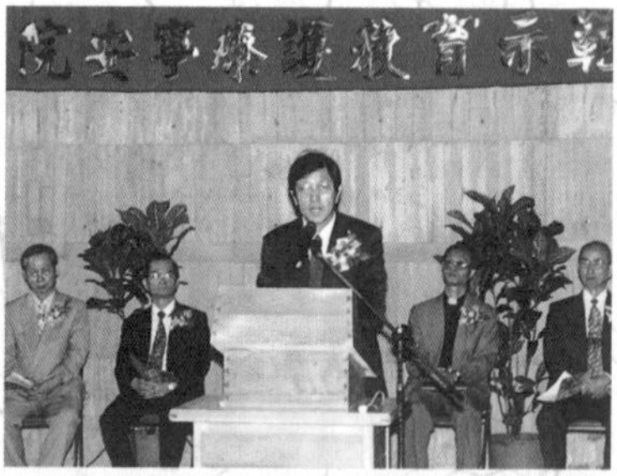

1998 年成立安寧療護教育示範中心

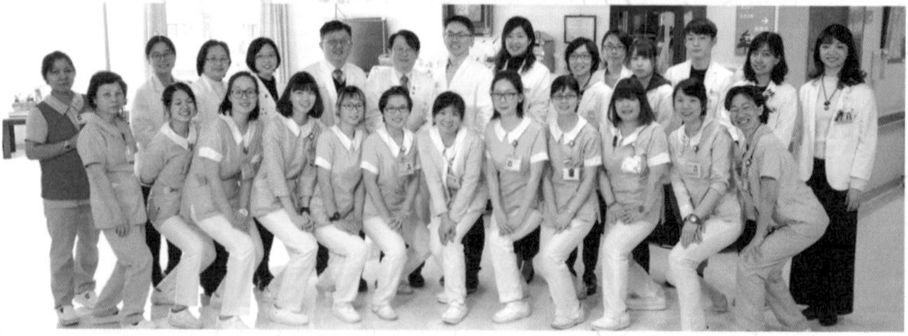

馬偕安寧團隊

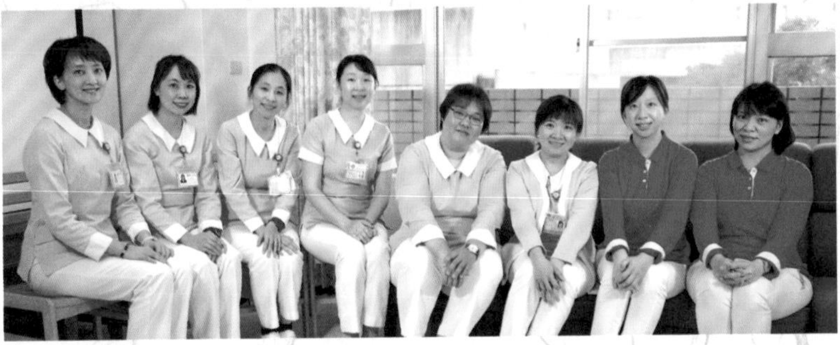

專業護理團隊

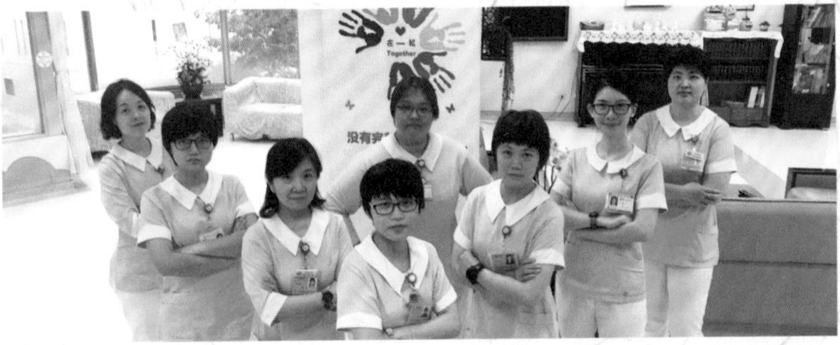

我們是神隊友

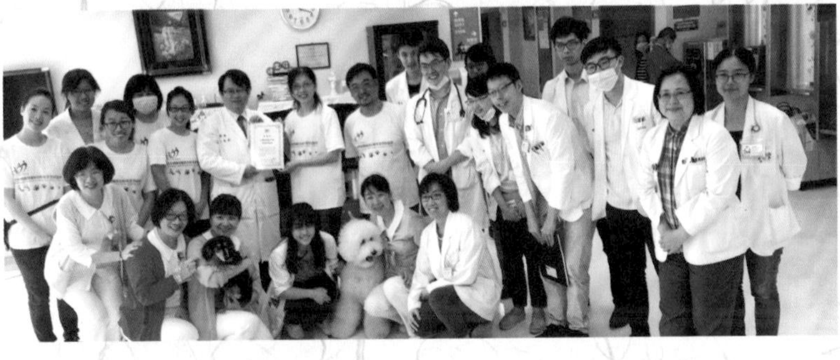

與台灣動物輔助治療專業發展協會合作動物輔助治療

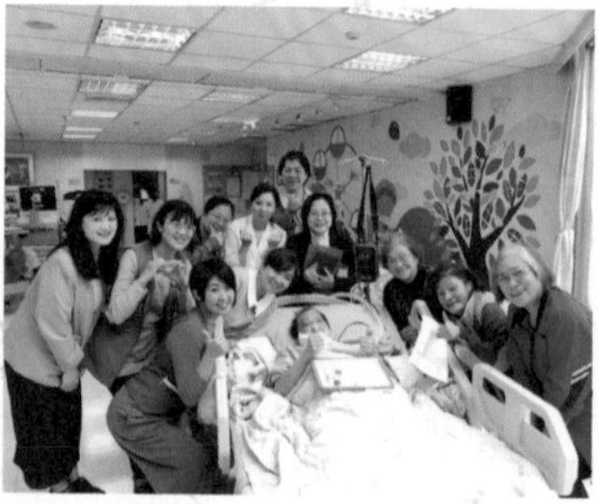

靈性關顧

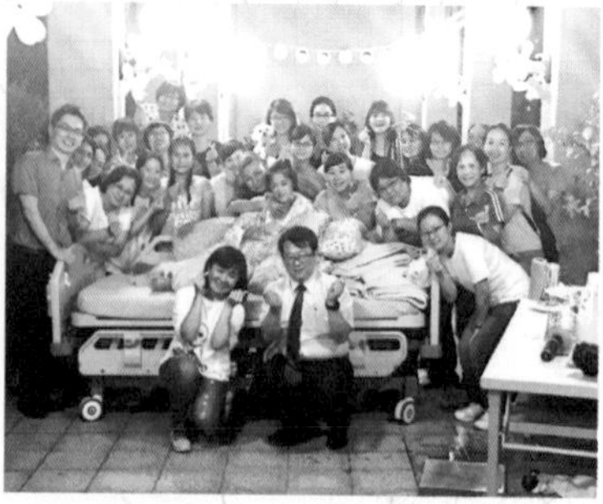

夏日啤酒趴

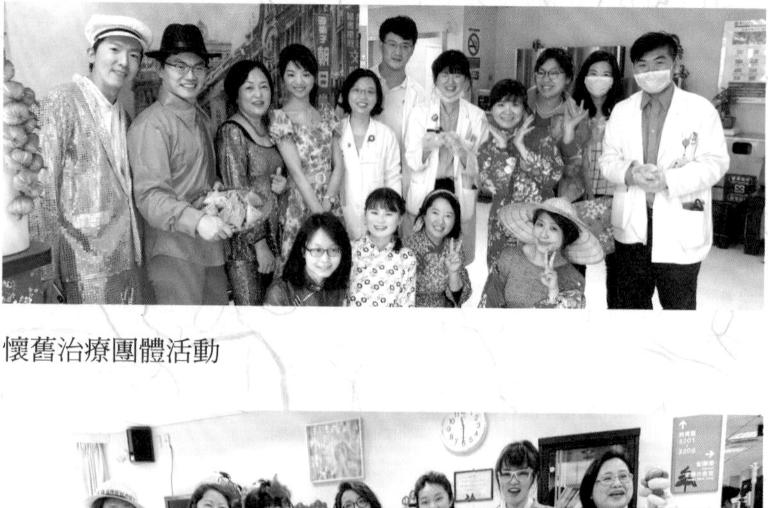

懷舊治療團體活動

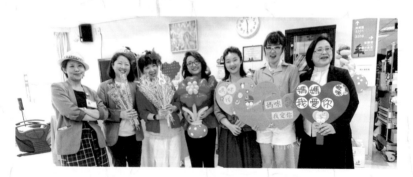

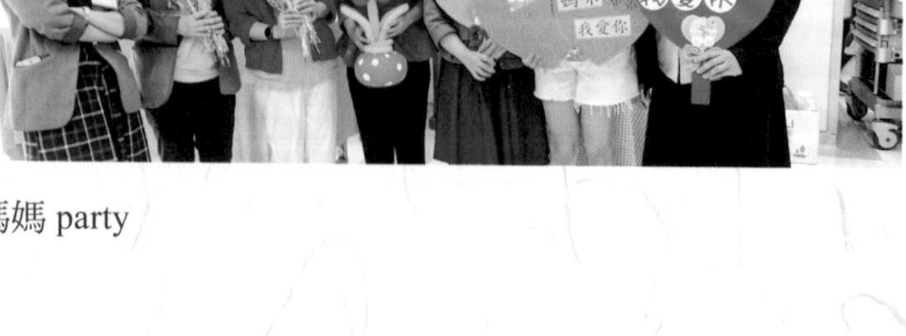

我愛媽媽 party

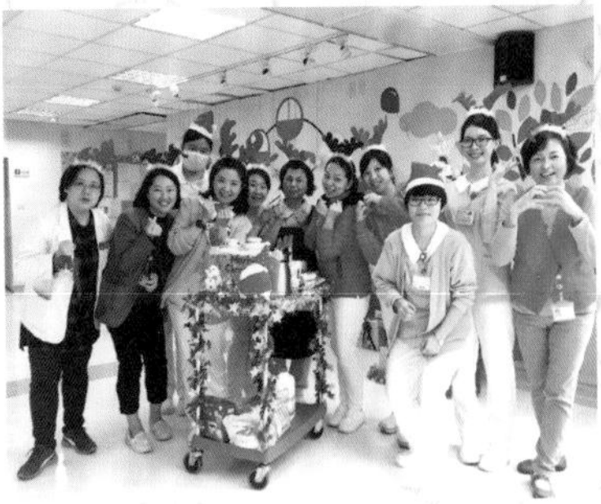

聖誕傳愛小天使

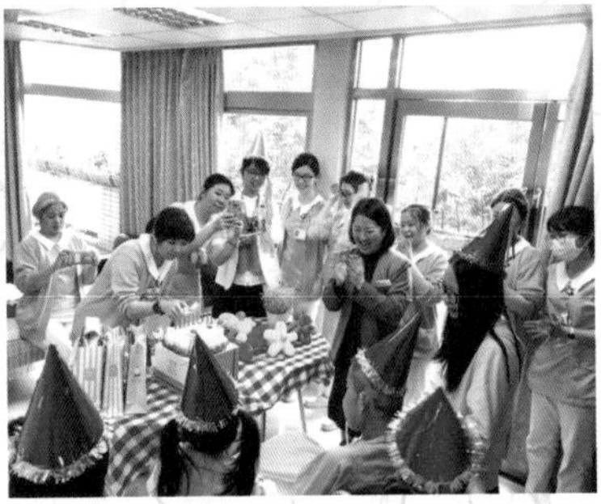

心肝寶貝慶生會

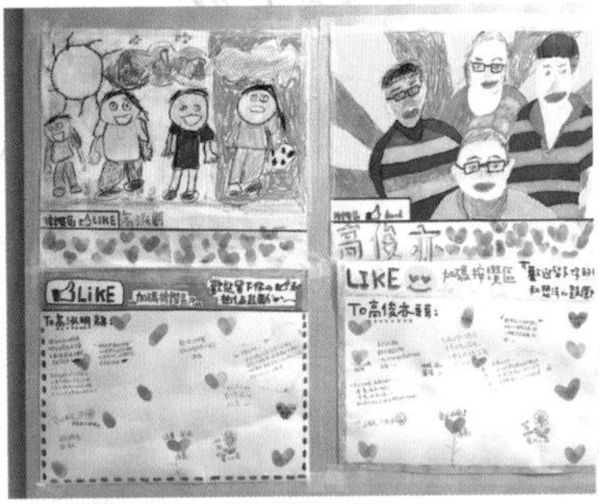

送給父親的按讚加油卡

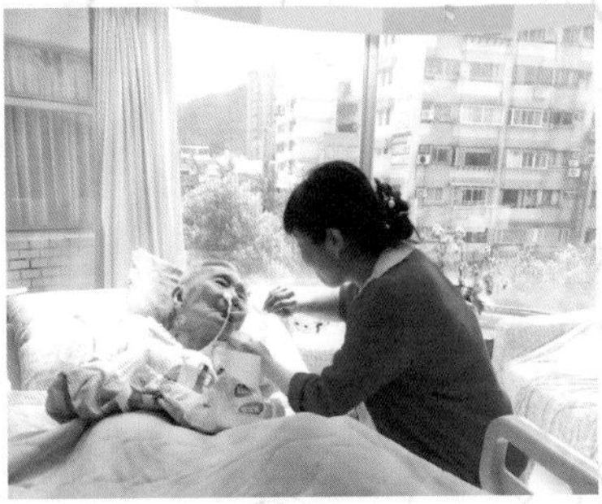

我在，讓我照顧你

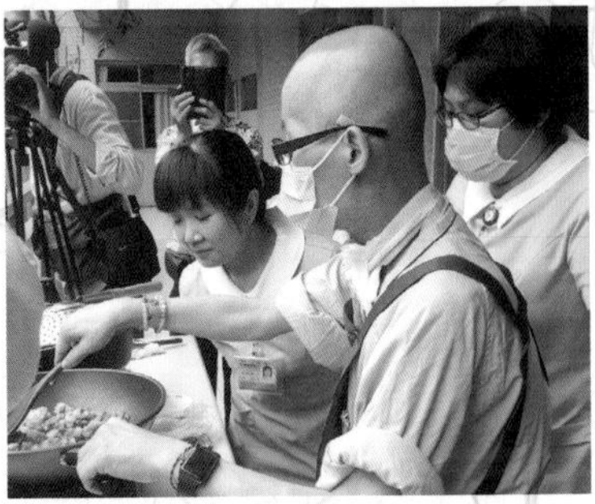

「誰來晚餐」馬偕安寧版

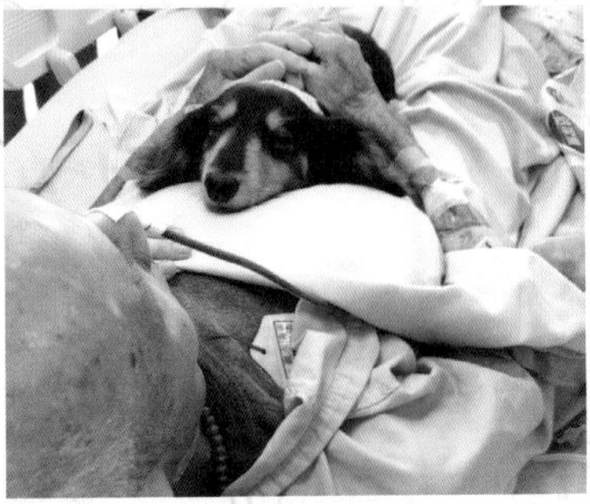

靜逸暖心的陪伴

本書作者群簡介

方俊凱 醫師

國立陽明大學生物醫學影像暨放射科學系博士
國立臺北護理學院生死教育與輔導研究所碩士
私立中國醫藥學院中醫學系學士
1997 年進入精神醫療領域
1998 年進入安寧療護領域

蘇文浩 醫師

國立台北科技大學機電研究所老人醫學工程組博士班進修中
私立義守大學管理研究所碩士
私立中國醫藥學院醫學系學士
1992 年進入放射腫瘤領域
1998 年進入安寧療護領域

嚴從毓 醫師

國立陽明大學生物醫學影像暨放射科學所博士班進修中
國立陽明大學醫學系學士
2005 年進入放射腫瘤、安寧療護領域

黃國哲 醫師

菲律賓法蒂瑪大學醫學系學士
2004 年進入放射腫瘤、安寧療護領域

黃銘源 醫師

英國倫敦大學國王學院緩和醫療碩士
私立中國醫藥大學醫學系學士
2008 年進入家庭醫學領域
2012 年進入安寧療護領域

黃琬瑜 醫師

國立陽明大學急重症醫學研究所碩士
中山醫學大學醫學系學士
2005 年進入急重症醫療領域
2017 年進入安寧療護領域

張詩吟 護理長

國立臺北護理健康大學生死教育與輔導研究所碩士
國立臺北護理健康大學護理系學士
1998 年進入安寧療護領域

陳雅伶 護理師

長庚大學護理研究所碩士
長庚大學護理系學士
2001 年進入安寧療護領域

劉　萱 護理師

台灣大學護理研究所博士進修中
高雄醫學大學護理研究所碩士
2010 年進入安寧療護領域

李依芸 護理師

國立臺北護理健康大學護理系學士
1997 年進入安寧療護領域

蕭資燕 護理師

弘光科技大學護理系學士
2000 年進入安寧療護領域

沈芷怡 護理師

國立臺北護理健康大學護理系學士
2003 年進入安寧療護領域

任珮君 護理師

國立臺北護理健康大學護理系學士
2002 年進入安寧療護領域

張怡惠 護理師

國立臺北護理健康大學護理系學士
2004 年進入安寧療護領域

廖雅凡 護理師

國立臺北護理健康大學護理系學士
2003 年進入安寧療護領域

黃淑貞 專科護理師

長庚大學護理系學士
1991 年進入安寧療護領域

鍾清惠 社工 / 教育管理師

國立臺北護理健康大學生死教育與輔導研究所碩士
靜宜大學青少年兒童福利系學士
2003 年進入安寧療護領域

王美淑 社工師

國立臺北護理健康大學生死與健康心理諮商所碩士
私立實踐大學社會工作學系學士
2000 年進入內科醫療領域
2017 年進入安寧療護領域

曾稚婷 社工師

國立陽明大學衛生福利研究所進修中
輔仁大學社會工作學系學士
2011 年進入急診醫療領域
2015 年進入安寧療護領域

王映之 心理師

臺北護理健康大學生死與健康心理諮商所碩士
臺北醫學大學護理學研究所碩士
2015 年進入安寧療護領域

吳淑慧 牧師

台南神學院神學研究所道學碩士
台南神學院社會服務系學士
2010 年進入醫療領域
2016 年進入安寧療護領域

胡蓮芬 關懷師

台灣神學院基督教關顧與協談研究所碩士
台灣神學院教會音樂系學士
1999 年進入醫療領域
2018 年進入安寧療護領域

馬偕安寧衛教影片

為了您家人的舒適，請您和我們一起學習照護技巧，可透過掃描下列的 QR code，立即下載 APP，內含多種衛教影片，供您與其他照顧者在院或在家學習，舒適照護不間斷，您我同心一起來！

淋巴水腫

中文版　　印尼版　　越南版

翻身擺位

中文版　　印尼版　　越南版

口腔清潔

中文版　　印尼版　　越南版

鼻胃管餵食

中文版　　印尼版　　越南版

國家圖書館出版品預行編目 (CIP) 資料

安寧日常 語愛時光：六全伴行，馬偕安寧病房 22 堂關鍵照護課題 / 台灣基督長老教會馬偕醫療財團法人馬偕紀念醫院 總策劃；方俊凱 總審訂 . -- 第一版 .-- 臺北市：博思智庫，民 108.06 面；公分

ISBN 978-986-97085-6-2(平裝)

1. 安寧照護 2. 生命終期照護 3. 醫病關係

419.825 108004685

GOAL 28

安寧日常 語愛時光

六全伴行，馬偕安寧病房 22 堂關鍵照護課題

總 策 劃｜台灣基督長老教會馬偕醫療財團法人 馬偕紀念醫院
總 審 訂｜方俊凱
作 者 群｜王美淑、王映之、方俊凱、任珮君、沈芷怡、李依芸
吳淑慧、胡蓮芬、陳雅伶、張怡惠、黃淑真、黃國哲
黃琬瑜、張詩吟、曾稚婷、黃銘源、廖雅凡、劉　萱
蕭資燕、鍾清惠、蘇文浩、嚴從毓（依姓名筆劃排序）
行政統籌｜鍾清惠

主　　編｜吳翔逸
執行編輯｜陳映羽
專案編輯｜胡　梭、木　容
資料協力｜陳瑞玲
美術設計｜蔡雅芬

發 行 人｜黃輝煌
社　　長｜蕭艷秋
財務顧問｜蕭聰傑
出 版 者｜博思智庫股份有限公司
地　　址｜104 台北市中山區松江路 206 號 14 樓之 4
電　　話｜(02) 25623277
傳　　真｜(02) 25632892

總 代 理｜聯合發行股份有限公司
電　　話｜(02)29178022
傳　　真｜(02)29156275

印　　製｜永光彩色印刷股份有限公司
定　　價｜350 元
第一版第一刷　中華民國 108 年 06 月

ISBN 978-986-97085-6-2

博思智庫股份有限公司
博思智庫粉絲團　Facebook.com/broadthinktank